Katharina Brinkmann
Nicolai Napolski

Ischiasbeschwerden und das Piriformis-Syndrom

W0378174

DAS ONLINEPROGRAMM ZUM BUCH!

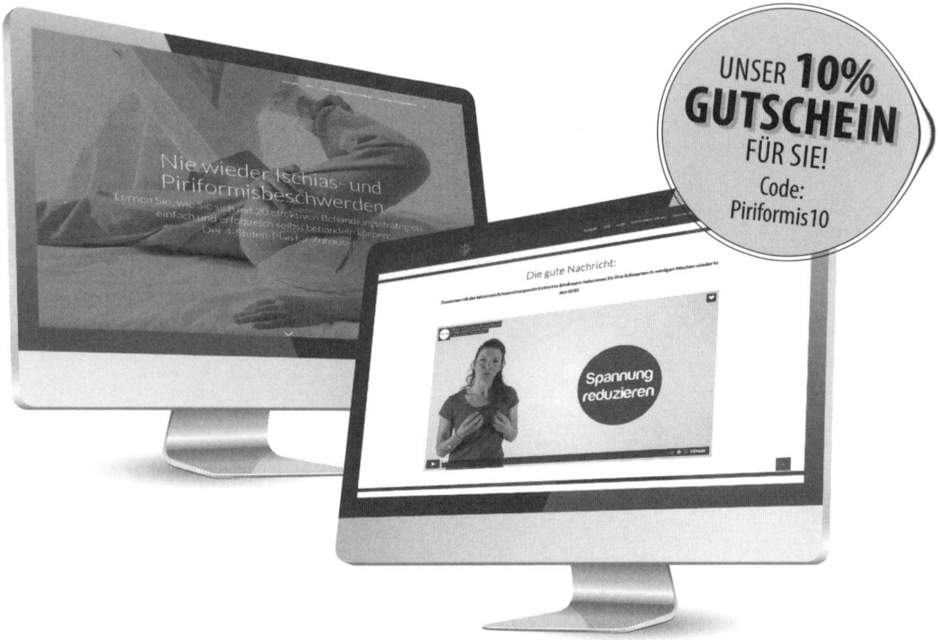

- Die Hilfe zur Selbsthilfe:
  Mit dem 4-Stufen-Plan können Sie bequem zu Hause trainieren.
- Mit einfachen und effektiven Techniken gegen Gesäß-, Bein- und Rückenschmerzen.
- Mit Videoanleitungen für eine einfache und korrekte Umsetzung.

FINDEN SIE ZURÜCK ZU EINEM SCHMERZFREIEN ALLTAG!

Besuchen Sie uns auf: ischias-schmerzen.de

Katharina Brinkmann
Nicolai Napolski

ISCHIAS-BESCHWERDEN UND DAS PIRIFORMIS-SYNDROM

Einfache und effektive Techniken gegen Gesäß-, Bein- und Rückenschmerzen

riva

Bibliografische Information der Deutschen Nationalbibliothek:
Die Deutsche Nationalbibliothek verzeichnet diese Publikation in der Deutschen Nationalbibliografie; detaillierte bibliografische Daten sind im Internet über http://d-nb.de abrufbar.

Wichtiger Hinweis
Sämtliche Inhalte dieses Buches wurden – auf Basis von Quellen, die die Autoren und der Verlag für vertrauenswürdig erachten – nach bestem Wissen und Gewissen recherchiert und sorgfältig geprüft. Trotzdem stellt dieses Buch keinen Ersatz für eine individuelle Fitnessberatung und medizinische Beratung dar. Wenn Sie medizinischen Rat einholen wollen, konsultieren Sie bitte einen qualifizierten Arzt. Der Verlag und die Autoren haften für keine nachteiligen Auswirkungen, die in einem direkten oder indirekten Zusammenhang mit den Informationen stehen, die in diesem Buch enthalten sind.

Für Fragen und Anregungen:
info@rivaverlag.de

Originalausgabe
4. Auflage 2018
© 2016 by riva Verlag, ein Imprint der Münchner Verlagsgruppe GmbH,
Nymphenburger Straße 86
D-80636 München
Tel.: 089 651285-0
Fax: 089 652096

Bildnachweis: shutterstock/ellepigrafica: S. 8, 11o.; shutterstock/Sebastian Kaulitzki: S. 11u., 12; squaredotmedia GbR: S. 112o.; privat: S. 12u.
Übungsfotos: squaredotmedia GbR, www.squaredot.media

Alle Rechte, insbesondere das Recht der Vervielfältigung und Verbreitung sowie der Übersetzung, vorbehalten. Kein Teil des Werkes darf in irgendeiner Form (durch Fotokopie, Mikrofilm oder ein anderes Verfahren) ohne schriftliche Genehmigung des Verlages reproduziert oder unter Verwendung elektronischer Systeme gespeichert, verarbeitet, vervielfältigt oder verbreitet werden.

Redaktion: Dr. Kirsten Reimers
Umschlaggestaltung: Julia Jund, München
Umschlagabbildung: shutterstock/Maridav
Satz: Medienbearbeitung Machleidt, Ottobrunn
Druck: GGP Media GmbH, Pößneck
Printed in Germany

ISBN Print 978-3-7423-0043-0
ISBN E-Book (PDF) 978-3-95971-422-8
ISBN E-Book (EPUB, Mobi) 978-3-95971-423-5

Weitere Informationen zum Verlag finden Sie unter

www.rivaverlag.de
Beachten Sie auch unsere weiteren Verlage unter www.m-vg.de

Inhalt

Der Ischias-Schmerz 7

Kleiner Piriformis, großes Problem 10

Die Ursachen des Piriformis-Syndroms 13

Stress und seine Auswirkungen auf Körper und Geist 15

In der Praxis 20

Verspannungen lösen 22

Myofasziales Entspannen 63

Muskulatur kräftigen 72

Richtiges Sitzen 93

Begleitende Maßnahmen 97

Piriformis-Syndrom bei Sportlern 99

Experteninterview mit Dr. Torsten Pfitzer 101

Danksagung *111*

Verwendete und weiterführende Literatur *111*

Über die Autoren *112*

Der Ischias-Schmerz

Als mir vor ein paar Jahren beim Klettern quasi aus dem Nichts ein starker, stechender Schmerz wie ein Stromschlag durch mein linkes Bein schoss, konnte ich überhaupt nicht einschätzen, was da gerade geschehen war. Damals hielt ich mich für einigermaßen fit: Ich saß zwar täglich mindestens acht Stunden im Büro vor dem Rechner, doch in meiner kurzen Freizeit lief ich so oft wie möglich und ging von Zeit zu Zeit klettern. Allerdings hatte ich gerade einen sehr stressigen Umzug hinter mir. Die Tage nach dieser Attacke wurden zur Qual. Ich hatte starke Schmerzen in Gesäß, Beinen und Hüfte, an ein entspanntes Sitzen und Gehen war nicht zu denken.

Die Diagnose des behandelnden Arztes war ziemlich vage: »Irgendwas mit dem Ischias.« Das Resultat: sechs Behandlungen beim Physiotherapeuten, in der Hoffnung, das Problem auf diese Weise irgendwie in den Griff zu bekommen. Zu meinem großen Glück geriet ich an einen wirklich guten und motivierten Fachmann, der mithilfe des richtigen Screenings ziemlich schnell die richtige Diagnose stellte: Piriformis-Syndrom.

Der Musculus piriformis ist ein kleiner birnenförmiger, aber wichtiger Muskel, der von der Spitze des großen Rollhügels (dem Trochanter major – er dient als Ansatz der Gesäßmuskulatur) aufwärts und nach hinten gemeinsam mit dem Ischias durch das große Sitzbeinloch (Foramen ischiadicum majus) zur Vorderseite des Kreuzbeins (Os sacrum) verläuft. Dabei kreuzt er das Hüft- und das Iliosakralgelenk. Der Piriformis dient dem Hüftgelenk u.a. bei der Außenrotation und beim Abspreizen des Oberschenkels sowie zusätzlich als flexibler Beckenstabilisator.

Der fingerbreite Ischias, in der Medizin als Nervus ischiadicus oder abgekürzt Ischiadikus bezeichnet, ist der stärkste Nerv des Menschen. Er hat seinen Ursprung im Rückenmark in Höhe des 4. Lendenwirbels bis 3. Kreuzwirbels. Bei vielen Menschen tritt er im Becken direkt unterhalb des Piriformis-Muskels aus. Von dort verläuft er weiter durch die Beckenmuskulatur und über die Rückseiten der Oberschenkel bis in die Kniekehle. Danach verzweigt er sich und schickt seine Nervenstränge bis in die Fußspitzen.

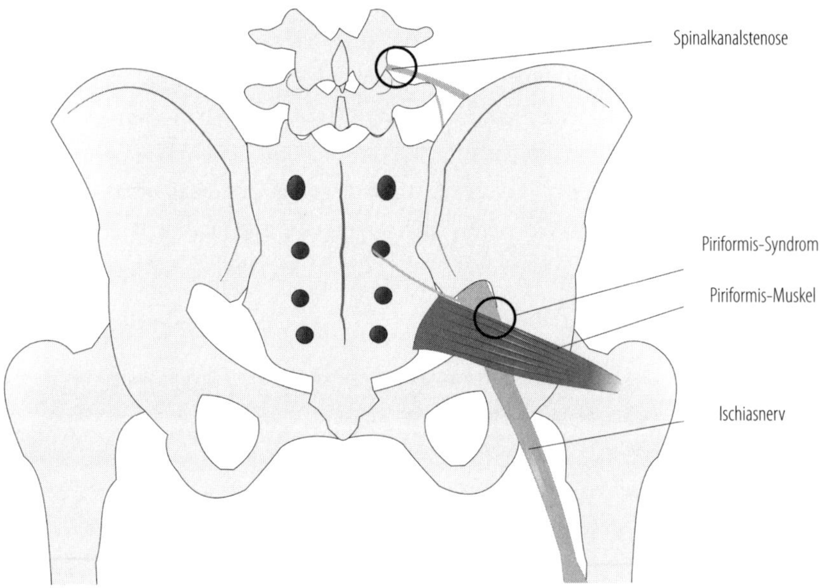

Durch die kompetente Beratung des Physiotherapeuten und dank gezielter Übungen gelang es uns, das Piriformis-Syndrom wieder relativ schnell in den Griff zu bekommen. Nach ein paar Wochen war ich – und bin es glücklicherweise immer noch – wieder nahezu schmerzfrei.

Inzwischen habe ich festgestellt, dass ich mit diesem Problem nicht allein bin: Viele Menschen sind von diesem Syndrom betroffen, und es werden täglich mehr. Ich lese immer häufiger, dass Bandscheibenoperationen vermieden werden könnten, wenn das Piriformis-Syndrom nur eindeutig diagnostiziert und behandelt werden würde.

Dass es eine Zielgruppe gibt, die besonders vom Piriformis-Syndrom betroffen ist, lässt sich so pauschal nicht sagen. Man vermutet zwar, dass Frauen häufiger unter dem Syndrom leiden, belastbare Zahlen und Statistiken gibt es dazu letztendlich aber nicht. Bei älteren Personen liegen die Ursachen oft in verkürzten Muskeln und degenerativen Veränderungen, während bei jüngeren Menschen das Piriformis-Syndrom oft eher sportbedingt ist.

Aber ganz egal: Von Müttern, die einfach wieder schmerzfrei mit ihren Kindern herumtoben möchten, über Menschen, die in ihrem Job viel sitzen wie beispielsweise Lkw-Fahrer oder Schreibtischtäter, bis hin zum trainierten Läufer, der wegen seiner Schmerzen kaum noch aus dem Bett kommt – sie alle können von diesem Buch profitieren.

Wenn Sie dieses Buch gelesen haben, werden Sie verstehen, was Sie selbst tun können, um dem Piriformis-Syndrom langfristig entgegenzuwirken oder um im akuten Fall mit gezielten Übungen eine Schmerzlinderung zu erreichen.

Es soll Ihnen helfen, wieder zu einem gesunden und unbeschwerten Alltag zurückzufinden.

Wenn Sie ischiastypische Schmerzen verspüren, die auf das Piriformis-Syndrom hindeuten, lassen Sie sich bitte unbedingt von einem Arzt Ihres Vertrauens untersuchen, bevor Sie mit unserem Trainingsprogramm beginnen. Holen Sie gegebenenfalls mehrere Expertisen ein! Gehen Sie zum Chiropraktiker, Physiotherapeuten oder Osteopathen.

Kleiner Piriformis, großes Problem

Statistisch gesehen leiden über 30 Prozent der Deutschen regelmäßig unter Rückenproblemen. Die Ursachen dafür festzustellen fällt Ärzten nicht immer einfach. Es gibt einfach zu viele Krankheitsbilder, die einander ähneln. Die Fachbücher sind voll davon. Zum Beispiel können das Piriformis-Syndrom, Blockierungen des Iliosakralgelenks, tumoröse und entzündliche Veränderungen, Polyneuropathie oder auch der Hexenschuss Symptome hervorrufen, die sich mit denen eines Bandscheibenvorfalls überschneiden. Der Physiotherapeut Peter Posner fasst die häufigsten Diagnosen folgendermaßen zusammen:

»Lumbalsyndrom oder Lumboischialgie, vielleicht auch LWS-Syndrom oder rezidivierende Lumbalgien, auch Zustand nach Bandscheibenvorfall beziehungsweise Prolaps, möglicherweise auch Blockierung des Iliosakralgelenkes oder Ähnliches ...«

Manche dieser Krankheitsbilder lassen sich mit leichter Schmerztherapie oder Haltungskorrekturen beheben, bei anderen ist gar ein operativer Eingriff notwendig. Doch welche Behandlung gewählt wird, muss letztlich ein Arzt entscheiden. Versuchen Sie deshalb, einen möglichst präzisen Befund für Ihre Schmerzen zu bekommen, und holen Sie verschiedene Meinungen ein.

Leider haben Ärzte oft nicht mehr die nötige Zeit, um eine umfassende Untersuchung vorzunehmen. Dies zeigen viele Erfahrungsberichte. Wie in meinem Fall werden Patienten häufig ohne konkrete Diagnose zum Physiotherapeuten geschickt. Viele fühlen sich alleingelassen und verunsichert.

Ein Grund, warum es so schwierig ist, das Piriformis-Syndrom zu diagnostizieren, liegt unter anderen darin, dass es sich anhand gängiger Tests nicht mit hundertprozentiger Sicherheit feststellen lässt..

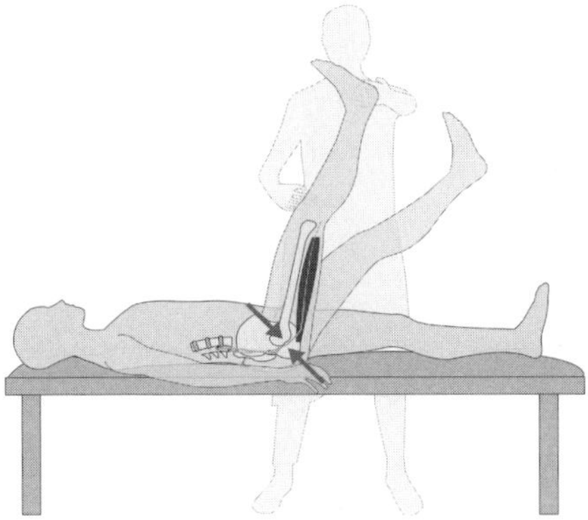

Einer der bekanntesten neurologischen Standarttests ist der Lasègue-Test. Bei diesem liegt der Patient auf dem Rücken, und der Physiotherapeut hebt dessen im Knie gestrecktes Bein langsam an, so hoch es geht – bis maximal 90 Grad, sodass das Bein zur Zimmerdecke zeigt. Üblicherweise fangen die Dehnungsschmerzen zwischen 40 und 70 Grad Beugung an. Sie können ein Hinweis darauf sein, dass der Ischias oder aber die Nervenwurzeln gereizt sind.

Im Anschluss daran wird häufig der Bragard-Test durchgeführt. Auch hierbei liegt der Patient auf dem Rücken. Wieder hebt der Physiotherapeut dessen Bein mit gestrecktem Knie an, zusätzlich wird der Fuß flektiert, sodass die Zehen Richtung Kopf zeigen. Strahlen die Schmerzen aus dem Rückenbereich in Richtung Oberschenkel, kann dies ein Hinweis auf eine Reizung der Nervenwurzeln sein. Treten die Schmerzen allerdings im Oberschenkel auf, deutet das auf eine Verkürzung der ischiosakralen Muskulatur im Beckenbereich hin.

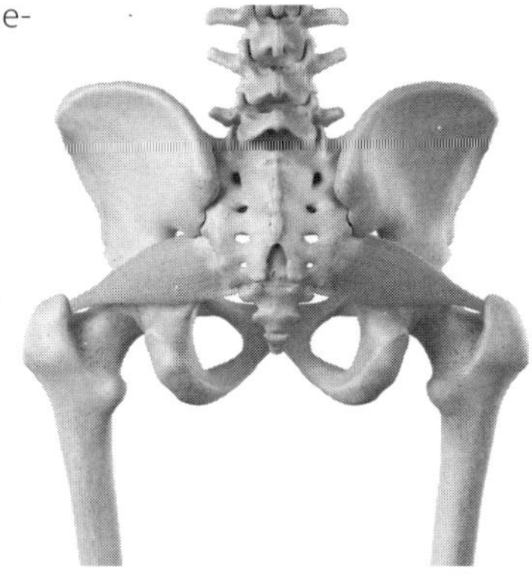

Die Hüfte – Dreh- und Angelpunkt im Körper

Die Hüfte bestimmt unsere Symmetrie. Mit ihren vielen Muskeln – mehr als 40 finden sich in dieser Region – ist sie unser zentraler Stützpunkt und ermöglicht uns eine Vielzahl von Bewegungen. Zu Abduktion und Adduktion kommen Flexion, Extension, Zirkumduktion sowie laterale und mediale Rotation.

Das Hüftgelenk und seine Knorpelstruktur sind allerdings ziemlich anfällig für Verschleiß. Bereits leichte Unterschiede zwischen den beiden Hüftgelenken bewirken eine ungleiche Verteilung der Belastung, die sich auf Dauer negativ auf Beine und Rumpf auswirkt.

Doch selbst wenn die richtige Diagnose gestellt wird – wie zum Beispiel ein entzündeter Piriformis –, hilft diese nur selten weiter. Für eine langfristig erfolgreiche Therapie ist es wichtig, die Ursache der Symptome zu finden und gezielt dagegen vorzugehen.

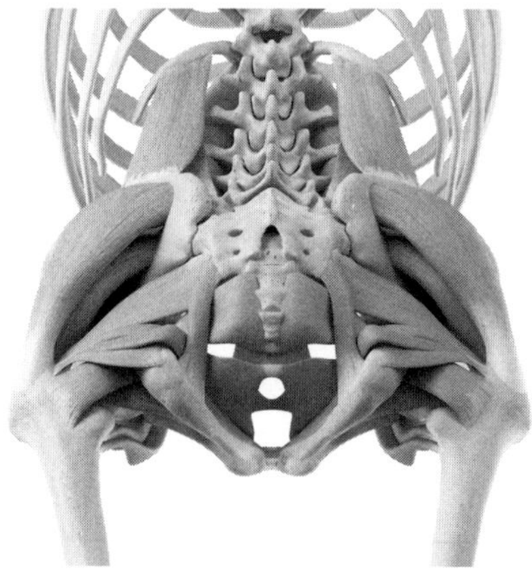

Die Ursachen des Piriformis-Syndroms

Der Alltag – unser schlimmster Feind

Ein Sturz oder eintönige Belastungen, wie beispielsweise langes Sitzen am Schreibtisch oder im Auto, gehören zu den meisten Ursachen für einen gereizten Piriformis. Drückt dabei zusätzlich der Geldbeutel ins Gesäß, verstärkt dies die Reizung. Denn es wird über längere Zeit Druck auf Muskel und Nerv ausgeübt.

Unser Körper ist nicht darauf ausgerichtet, lange Zeit still zu sitzen. Es ist noch gar nicht so lange her, dass die Menschen den größten Teil des Tages auf den Beinen waren, sei es um zu jagen oder Feld- beziehungsweise Hausarbeit zu verrichteten. Die Wirbelsäule war dabei den unterschiedlichsten Anforderungen ausgesetzt und somit ständig in Bewegung, und zwar in alle Richtungen.

Heutzutage nehmen uns viele Geräte die Arbeit ab mit der Folge, dass wir die meiste Zeit sitzend verbringen – und dies nicht nur während der Arbeitszeit, sondern auch zu Hause: vor dem Rechner, dem Fernseher oder dem Smartphone. Unser Bewegungsapparat verkümmert, der untere Rücken wird zum zentralen Stützpunkt: Ischialgie, Piriformis-Syndrom oder Rückenschmerzen sind nur eine Frage der Zeit!

Menschen jeden Alters können unter dem Piriformis-Syndrom leiden. Sogar bei Schulkindern können solche Schmerzen auftreten, wenn veraltete oder falsche Stühle individuelles Sitzen nicht zulassen.

Piriformis-Syndrom – was bedeutet das?

Vereinfacht gesagt, verläuft der Ischiasnerv am Piriformis-Muskel vorbei. Ist der Piriformis aus einem der oben genannten Gründe verhärtet, verkürzt oder entzündet, entsteht ein Engpass, und er drückt er auf den Ischias. Einmal gereizt, strahlt dieser dann den typischen hellen, stechenden Schmerz in Hüfte, Gesäß und Beine. Bei mir waren beispielsweise zu viel Stress, Fehlhaltung und langes Sitzen die Auslöser.

Laut Alicia Filley, Expertin für Fitness und Gesundheit, gibt es weitere Krankheitsbilder: So treten gelegentlich auch Taubheitsgefühl und Kribbeln – ähnlich einem Stromschlag – auf, beides kann bis in die Wade und Zehen reichen. Auch können massive Schmerzen in der Kniegegend empfunden werden. Neben diesen Symptomen können auch lumbale Rückenschmerzen (Schmerzen im unteren Rücken) auftreten, die bei längerem Sitzen schlimmer werden.

Da die Symptome einem Bandscheibenvorfall gleichen können, sollte wiederum ein gründlicher Check durch den behandelnden Arzt erfolgen. Trotzdem sollten Sie Folgendes im Hinterkopf behalten: Auch wenn ein Bandscheibenvorfall diagnostiziert wird, kann es dennoch sein, dass ein Piriformis-Syndrom und nicht die Bandscheibenverletzung die Ursache für Ihre Schmerzen ist.

Alicia Filley verweist auf eine US-amerikanische Studie, bei der Forscher 239 Patienten untersuchten, die an einer Ischialgie litten, die nicht in Zusammenhang mit der Bandscheibe stand. Viele dieser Patienten waren im Vorfeld an der Lendenwirbelsäule operiert worden, weil man als Ursache für die Schmerzen einen Bandscheibenvorfall vermutet hatte. In den meisten Fällen hatte dies allerdings nur wenig oder gar keine Linderung gebracht.

Stress und seine Auswirkungen auf Körper und Geist

In den Wochen vor meiner Verletzung stand ich aufgrund eines Wohnungswechsels sowohl psychisch als auch physisch stark unter Stress. Da ich Vollzeit gearbeitet habe, blieben mir nur die Abendstunden, um den Umzug vorzubereiten.

Innerhalb kürzester Zeit musste ich alles in Umzugskartons verstauen. Sie waren viel zu schwer bepackt, und an ein richtiges, gesundes Heben hatte ich natürlich auch nicht gedacht. Ernährt habe ich mich die meiste Zeit von Fast Food. Dazu kam, dass die neue Vermieterin eine Woche vor dem anstehenden Umzug erkrankte und nicht mehr zu erreichen war, ich aber noch keinen Mietvertrag hatte und auch niemand wusste, wo sich die Schlüssel zur neuen Wohnung befanden. Aus der alten Wohnung musste ich definitiv raus. Eine sehr unsichere und nervenaufreibende Situation. Schlaflose Nächte waren das Resultat.

Erst im Nachhinein wurde mir klar, dass aufgrund dieser Umstände das Zusammenspiel von Geist und Körper komplett aus dem Gleichgewicht geraten war. Untersuchungen zeigen, dass viele Schmerzen in der Lenden-, Brust- und Halswirbelsäule psychosomatischer, also stressbedingter Natur sind. Experten gehen von bis zu 85 Prozent aus.

Wenn bei Ihnen kein ersichtliches Trauma für eine Erkrankung des Piriformis beziehungsweise des Rückenbereichs vorliegt, sollten Sie sich unbedingt fragen, wie stark Sie im Arbeitsleben und im privaten Bereich unter Druck stehen. Lassen Sie sich auch von einem Psychotherapeuten beraten. Ist man sich der Intensität der eigenen Belastung erst einmal bewusst, lässt sich Stress relativ leicht durch sportliche Aktivitäten und Entspannungsübungen abbauen.

Körperlich wirkt sich Stress insofern aus, dass sich durch die stete innere Anspannung die Muskulatur verhärtet und verkürzt. Bewegungseinschränkungen und falsche Haltung sind somit vorprogrammiert.

Wie die Physiotherapeutin Angi Peukert beschreibt, befindet sich der Körper in einem Teufelskreis, da der äußere Stress inneren Stress verursacht. Beides verstärkt sich gegenseitig: körperliche Schonhaltung, lange Krankschreibungen und finanzielle Einbußen halten diesen Teufelskreis in Gang. Die Schwelle des chronischen Schmerzes ist überschritten, und das Schmerzgedächtnis wird aktiviert. Dieses speichert nun den Schmerz sehr intensiv ab, da die emotionale Ebene ebenfalls stark beansprucht ist. So kann dieser Schmerz immer wieder auftreten, sobald eine erneute Stresssituation auftritt.

Um aus dem Teufelskreis herauszukommen, können Sie an verschiedenen Stellen ansetzen: bei Ihrer Ernährung, Ihrem Schlafverhalten und der körperlichen Bewegung. Dem letzten Punkt widmet sich der zweite Teil dieses Buches ausführlich. Lassen Sie uns deshalb einen kurzen Blick auf die beiden ersten Aspekte werfen: Ernährung und Schlaf.

Ernährung

Eine falsche Ernährung kann ganz erheblichen Einfluss auf die Gesundheit Ihrer Muskulatur haben. Eine der Hauptursachen von Schmerzen sind nämlich Entzündungen.

Diese entstehen nicht nur durch Überlastung, Fehlhaltungen und andere physische Probleme, auch Stress, Umweltgifte und schlechte Ernährung können dafür verantwortlich sein. Eine akute Entzündung ist im Prinzip durchaus sinnvoll, denn auf diese Weise reagiert der Körper auf Verletzungen: Er schickt seine »Helfer«, um die Schäden zu reparieren. Wird die Entzündung jedoch chronisch, befindet man sich in einer Art »Krisenmodus«. Gefördert werden diese Krisenherde unter anderem durch falsche Ernährung und Umweltgifte, Toxine wie Chemikalien oder Pestizide.

Kohlenhydrate in Zucker und Weizen und sogar in Vollkornbrot mit einem hohen glykämischen Index sind mitunter die größten Auslöser und Förderer von chronischen Entzündungen. Hohe Blutzucker- und Insulinspiegel verursachen einen konstanten Krisenmodus. Studien beweisen, dass raffinierte Zucker, verarbeitetes Mehl, Pflanzenöle und viele andere Zutaten in industriell verarbeiteten Lebensmitteln in hohem Grade für diese Entzündungen verantwortlich sind.

Verzichten Sie deshalb lieber auf:

- glutenfreie Produkte mit hohem Zucker- und Getreidegehalt;
- industriell verarbeitete Lebensmittel: Weißmehl und Weißmehlprodukte, weißer Reis, herkömmliche Fertiggerichte, Wurst- und Fleischwaren mit Nitriten, herkömmliche Protein- und Energieriegel;
- zu lange gegartes oder gebratenes Fleisch
- industrielle Pflanzenöle, die ein ungesundes Verhältnis zwischen Omega-3 und Omega-6-Fetten aufweisen.

Um Entzündungen entgegenzuwirken, essen Sie lieber mehr Bio- und allgemein nachhaltige Produkte mit hoher antioxidantischer Wirkung wie beispielsweise:

- Knochenbrühe
- Gemüse: Bohnensprossen, Spinat, Knoblauch, Brokkoli, Rotkohl, Grünkohl, Frühlingszwiebeln, Mangold, Oliven, Tomaten, Zucchini, Zwiebeln;
- Obst: Äpfel, Avocados, Birnen, Kirschen, Mandarinen, Orangen, Papayas, Pfirsiche, Zitronen;
- Beeren: Himbeeren, Brombeeren, Preiselbeeren, Erdbeeren, Heidelbeeren;

- Fisch: Heilbutt, Hering, Kabeljau, Makrele, Lachs, Forelle, Renke, Thunfisch (bitte achten Sie hier auf eine biologische und artgerechte Züchtung, im Idealfall Wildfang);
- Nüsse und Kerne: Walnüsse, Pekannüsse, Erdnüsse, Maroni, Sonnenblumenkerne;
- Kokosöl, natives Olivenöl;
- Gewürze: Kurkurma, roter Paprika, Ingwer, Oregano;
- grüner Tee, Ingwertee;
- Rotwein (nicht mehr als 1 Glas täglich).

Schlaf

Wie wichtig ein erholsamer Tiefschlaf ist, wissen wir eigentlich längst. Leider ist unser Alltag sehr schnelllebig geworden, und zusätzlich verbringen wir auch spätabends noch viel zu viel Zeit vor dem TV-Gerät, Smartphone oder Tablet. Das helle Licht und das kaum wahrnehmbare Flackern der Bildschirme sorgen für eine permanente Reizung, wodurch wir nur schwer zur Ruhe kommen.

Doch damit wir wirklich entspannen und uns regenerieren können, brauchen wir mindestens sieben Stunden Schlaf. Ganz entscheidend ist dabei der Schlaf vor Mitternacht.

Optimieren Sie deshalb den Tiefschlaf: Versuchen Sie, vor 23 Uhr zu Bett zu gehen und den Umgang mit digitalen Geräten ab 22 Uhr zu vermeiden. Je dunkler das Schlafzimmer, desto besser. Schalten Sie gegebenenfalls das WLAN und andere elektronischen Geräte ab und machen Sie das Smartphone aus.

Auf dem Weg in einen schmerzfreien Alltag

Bevor wir nun zum zweiten Teil des Buches, den Übungen, übergehen, möchte ich Ihnen noch einen kurzen Tipp ans Herz legen: Lernen Sie Ihren Körper kennen und seine Zusammenhänge zu verstehen, akzeptieren Sie Ihre Verletzung und führen Sie sich immer wieder die wichtigsten Punkte bewusst vor Augen:

- Werden Sie körperlich aktiv.
- Vermeiden Sie falsches Heben und eine falsche Körperhaltung.
- Versuchen Sie, Ihr Stresslevel so weit wie möglich zu senken.
- Denken Sie an ausreichend und tiefen Schlaf.
- Überdenken Sie gegebenenfalls Ihre Ernährung.
- Achten Sie auf rückengerechtes Sitzen.
- Und ganz wichtig: Versuchen Sie eine exakte Diagnose für Ihr Problem zu bekommen. Scheuen Sie sich bitte niemals, mehrere Meinungen einzuholen!

Damit sind Sie hoffentlich bald wieder auf dem Weg zurück in einen schmerzfreien Alltag. Dafür wünsche ich Ihnen alles Gute!

In der Praxis

Die gute Nachricht: Schmerzen im Gesäßbereich, die auf ein Piriformis-Syndrom hinweisen, stellen keine Einbahnstraße dar: Sie können etwas dagegen tun. Mobilisierende Bewegungen für das Becken und die Hüfte regen den Stoffwechsel an und beschleunigen die Genesung. Legen Sie deshalb auf keinen Fall jetzt die Füße hoch, um abzuwarten, bis es von allein wieder weggeht.

In diesem Kapitel lernen Sie Übungen und Techniken kennen, um vorzubeugen – aber auch um im Notfall selbstständig für Schmerzlinderung zu sorgen.

Im Akutfall wählen Sie bitte vor allem Übungen aus dem Bereich »Verspannungen lösen«. Gerade die lokalen Stretches und das myofasziale Entspannen für den Piriformis führen recht schnell zu einer Linderung. Im nächsten Schritt geht es dann darum, auch langfristig schmerzfrei zu bleiben. Hierzu gehören regelmäßige Stretches des Piriformis und der gesamten hüftumgebenden Muskulatur. Im Anschluss ist Krafttraining wichtig, um den Überbelastungsfolgen entgegenzuwirken.

Immer wieder werde ich gefragt, wie man die Übungen denn genau ausführt, bzw. welche Fehler es zu vermeiden gilt. Wenn Sie sich unsicher sind, besuchen Sie gerne mein Onlineprogramm. Hier lernen Sie, mit einem einfachen aber effektiven Trainingsprogramm von zuhause Ihr Piriformis-Syndrom wieder in den Griff zu bekommen. Zurück zu einem schmerzfreien Alltag!

https://ischias-schmerzen.de

Ganz am Anfang aber steht die Ursachenforschung. In den meisten Fällen rührt das Piriformis-Syndrom nicht von offensichtlichen Ursachen her wie zum Beispiel einem Sturz. In den meisten Fällen ist es haltungs- und belastungsbedingt. Um langfristig beschwerdefrei zu werden und zu bleiben, ist es deshalb wichtig, den Ursachen auf den Grund zu gehen.

Warum dehnen allein nicht hilft

Dehnungsübungen helfen zwar, die Verspannung zu lösen, doch der Erfolg ist meist nur von kurzer Dauer, denn mit diesen Übungen arbeiten Sie an dem Symptom, nicht aber an der Ursache. Der Muskel bleibt kraftlos, und durch die alltäglichen Belastungen kehren die Verspannungen schnell wieder.

Der Grund: Der Muskel verspannt, weil er überfordert ist durch Überbelastung, Fehlbelastung oder eine schlechte Körperhaltung. Der Musculus piriformis und auch die benachbarten Muskeln können ihre Aufgabe nicht mehr erfüllen und »resignieren«. Daher gilt es, diese Muskeln langfristig zu kräftigen, damit sie leistungsfähiger arbeiten können.

Verspannungen lösen

Lokale Dehnungen für den Piriformis

Wir beginnen mit Dehnübungen, die speziell den Piriformis-Muskel ansprechen. Diese helfen im Akutfall sehr gut, den Schmerz zu lindern, und sind empfehlenswert für Tage, die Sie überwiegend sitzend verbringen, denn sie sorgen im Gesäßbereich für Entspannung.

Mit den Übungen erreichen Sie auch die etwas oberflächlicher liegende Gesäßmuskulatur. Beide Muskelgruppen befinden sich in direkter Nachbarschaft und erfüllen zu einem Großteil ähnliche Aufgaben.

Empfehlungen zum Dehnen

Wie lange soll ich in der Dehnposition bleiben?

Der Piriformis ist ein Hüftstabilisator, der sehr tief sitzt und ausdauernde Haltearbeit leistet, daher muss die **Dehnung mindestens eine Minute lang gehalten werden** – am besten sogar etwas länger.

Welche Dehnmethode soll ich wählen?

Wir empfehlen Ihnen, **passiv** zu **dehnen.** Das heißt, Sie verharren für eine gewisse Zeit (mindestens 60 Sekunden) in einer Position und nutzen das eigene Körpergewicht, die

Schwerkraft und das Zusammenspiel verschiedener Muskeln, um eine Dehnspannung zu erzeugen. Durch das lange Halten wird auch das Bindegewebe angesprochen.

Nur die schmerzhafte Seite dehnen?
Wechseln Sie nach jeder Übung auch auf die andere Seite. Alle Übungen sind so ausgerichtet, dass Sie sie auf beiden Seiten ausführen. Bleiben Sie während des Dehnens mit der vollen Aufmerksamkeit dabei und nehmen Sie Unterschiede zwischen der rechten und der linken Seite wahr.

Musculus piriformis und Musculus gluteus maximus

Der »große« Gesäßmuskel und der »kleine« Piriformis sind eigentlich gute Freunde. Es ist nur leider so, dass der Größere der beiden, also der große Gesäßmuskel, häufig geschwächt ist und eher zur »Faulheit« neigt. In diesen Fällen übernimmt der Kleine, der Piriformis, als Hüftmuskel nicht nur Bewegungsaufgaben, sondern sorgt zusätzlich für unsere Stabilität– er arbeitet also für den Großen noch mit.

Rückenlage

Die Dehnungen in der Rückenlage sind besonders angenehm und schmerzlindernd, da Sie hier nicht mit dem Gleichgewicht oder der aufrechten Haltung kämpfen müssen. Sie können sich ganz der Schwerkraft hingeben und die Dehnung lange genießen.

Knie zur gegenüberliegenden Schulter

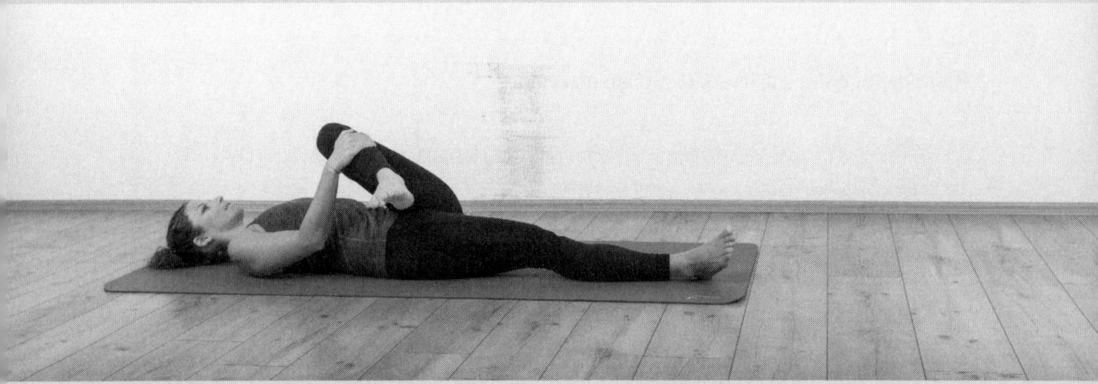

Mit dieser Übung erreichen Sie sehr gezielt den Piriformis. Der Oberschenkel kommt hier in die Adduktion und Innenrotation.

Ziehen Sie das linke Bein angewinkelt zum Oberkörper heran. Das Knie bildet einen rechten Winkel. Das rechte Bein liegt ausgestreckt auf der Matte oder Sie stellen den Fuß nahe am Gesäß auf. Diese zweite Variante entlastet den unteren Rücken etwas.

Greifen Sie mit der rechten Hand das linke Knie und ziehen Sie es in Richtung der rechten Schulter. Behalten Sie den rechten Winkel im Kniegelenk bei.

Die linke Gesäßhälfte sowie die Schultern bleiben auf der Matte.

Wie komme ich an den Piriformis?

Mit jeder Art der Hüftbeugung erreichen Sie in einem gewissen Grad den Piriformis. Der Piriformis ist ein kurzer und starker Außenrotator und ein eher schwacher Abduktor, wenn die Hüfte gebeugt ist. Das heißt, der Piriformis arbeitet, wenn Sie das Bein nach außen drehen, weg von der Körpermitte. Das nennt man Außenrotation. Denken Sie an eine Balletttänzerin oder an Charlie Chaplin. Neben der Außenrotation als Hauptaufgabe unterstützt er auch die Abduktion, darunter versteht man das Abspreizen des Beins nach außen.

Wenn wir den Piriformis dehnen wollen, müssen wir also der »Arbeitsrichtung« entgegenwirken, um Länge in den Muskel zu bekommen.

Wegen der Funktion als starker Außenrotator ist es wichtig, mit dem Oberschenkel in der Hüfte in eine Innenrotation zu kommen, um den Piriformis maximal zu dehnen (siehe Übung »Knie zur gegenüberliegenden Schulter«, S. 24). Hüftbeugung in Kombination mit einer Außenrotation wirkt sich primär auf die Gesäßmuskulatur aus (siehe Übung »Verknoten fürs Gesäß«, S. 26). Die Kombination von beiden Stretches, Gesäß und Piriformis, bringt die besten Ergebnisse.

Verknoten fürs Gesäß

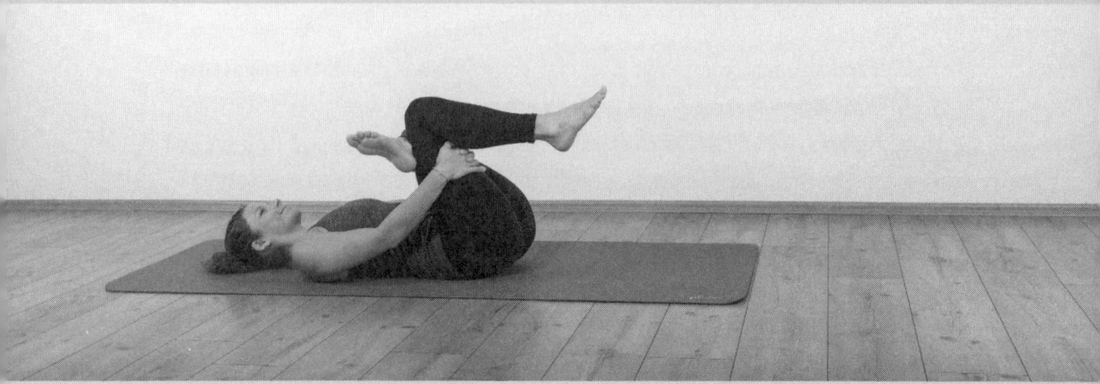

Stellen Sie beide Füße nahe am Gesäß auf. Legen Sie das linke Sprunggelenk mit der Außenseite auf den rechten Oberschenkel. Das linke Knie zeigt dabei nach außen.

Greifen Sie mit beiden Händen den rechten Oberschenkel an der Rückseite und ziehen Sie das rechte Bein so weit wie angenehm zum Oberkörper ran. Sie sollten eine angenehme Dehnung auf der Gesäßmuskulatur des linken Beins spüren.

Während Sie den Oberschenkel zu sich ranziehen, schieben Sie gleichzeitig die Sitzbeine nach unten weg und drücken den unteren Rücken auf die Matte.

Ziehen Sie jetzt den rechten Oberschenkel noch ein Stück nach rechts, dadurch erreichen Sie gezielt den Piriformis (siehe Infokasten »Wie komme ich an den Piriformis?«, S. 25)

Achten Sie darauf, dass Ihre Schultern und der Kopf entspannt auf der Matte liegen bleiben.

▷ ***Tipp:** Wenn Sie Ihren Oberschenkel noch nicht greifen können, versuchen Sie es mit dieser Variante:*

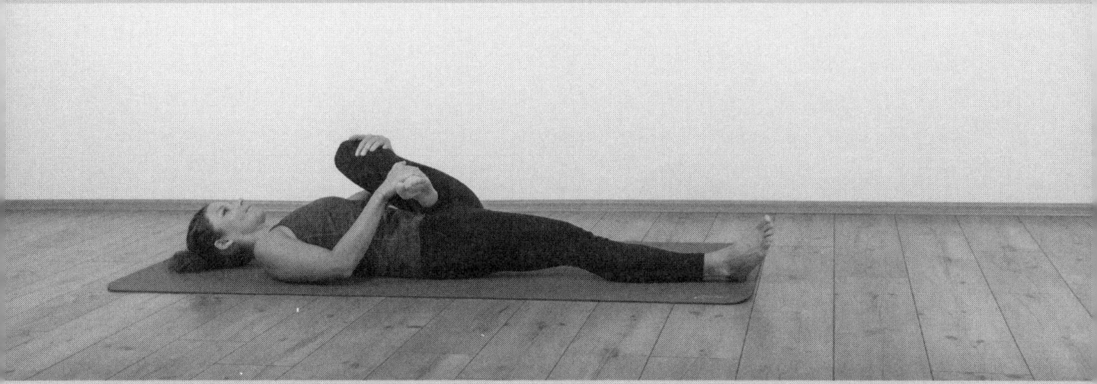

Greifen Sie mit der linken Hand das linke Knie und mit der rechten Hand das linke Sprunggelenk. Den Unterschenkel ziehen Sie diagonal zu sich heran – so weit, wie es für Sie angenehm ist.

Ziehen Sie das Bein noch ein Stück nach rechts, und Ihr Piriformis wird optimal angesprochen.

Krokodil

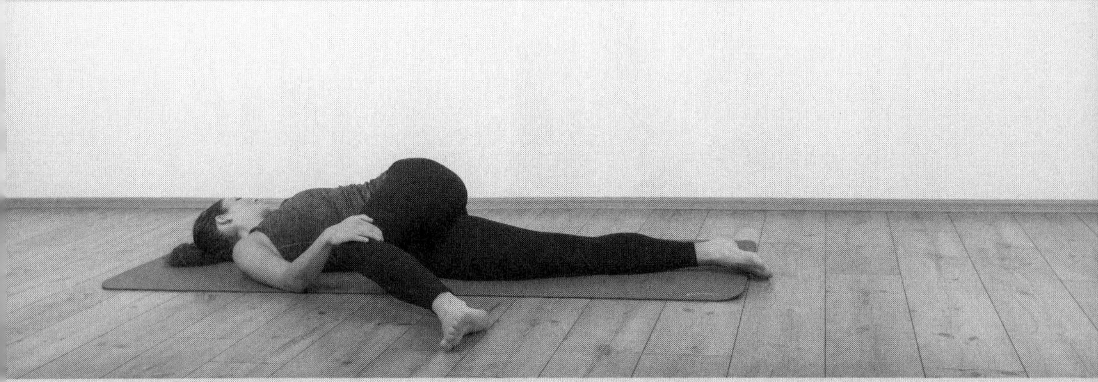

Ziehen Sie das linke Bein angewinkelt an den Oberkörper heran. Das andere Bein liegt ausgestreckt auf der Matte.

Greifen Sie mit der rechten Hand die linke Knieaußenseite. Ziehen Sie sanft das linke Knie zur rechten Seite und legen Sie es auf dem Boden oder einem Kissen ab. Das Gesäß kurz anheben und das Becken etwas nach rechts drehen.

Strecken Sie den linken Arm zur Seite und drehen Sie den Oberkörper zur linken Seite auf. Die linke Schulter in Richtung Matte schieben.

Die Rippen der linken Brustkorbseite sinken nach links unten. Lenken Sie die ganze Aufmerksamkeit dorthin und lassen Sie sich mehr und mehr sinken.

▷ ***Tipp:*** ***Lassen Sie das untere Bein auf jeden Fall gestreckt, dadurch können Sie das obere Bein mehr nach unten bewegen und vielleicht noch etwas weiter einwärts rotieren, um Piriformis und Co. besser zu erreichen.***

Variante bei guter Beweglichkeit:

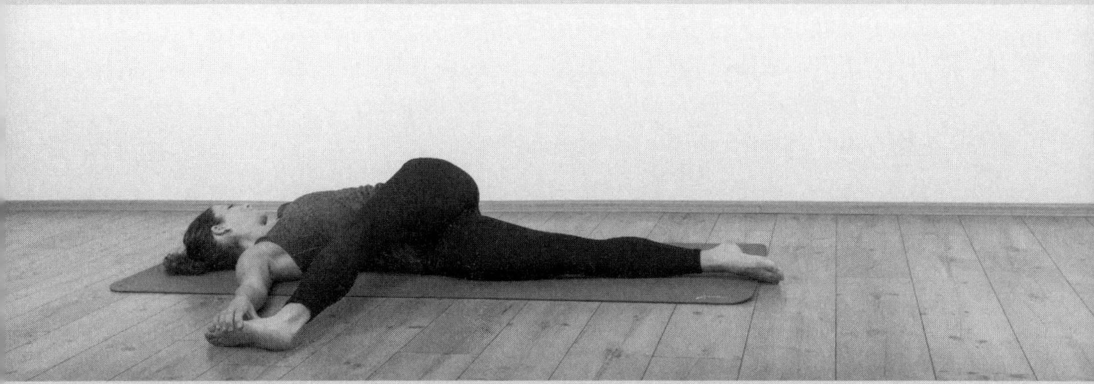

Greifen Sie mit der entgegengesetzten Hand den Fuß und strecken das Bein zur Seite aus. Bei dieser Variante sollte Ihre rückwärtige Beinmuskulatur eine gewisse Beweglichkeit aufweisen, denn neben dem Piriformis wird der hintere Oberschenkel im oberen Bein intensiv gedehnt. Ist die Muskulatur dieses Bereichs – man nennt sie auch die ischiocrurale Muskulatur – verspannt, kann dies zu Fehlhaltungen im Becken beitragen und eine Krümmung der Wirbelsäule im unteren Bereich verstärken.

Sitzend

Die Dehnübungen im Sitzen sind effektiv und intensiv, da Sie hier viel in der Vorbeuge arbeiten. Bei den liegenden Haltungen erzielen Sie diesen Effekt durch das Heranziehen des Beins – die Hüfte beugt sich. Im Vergleich zum Liegen kommen im Sitzen die Schwerkraft und das Gewicht des Oberkörpers stärker zum Tragen.

Drehsitz

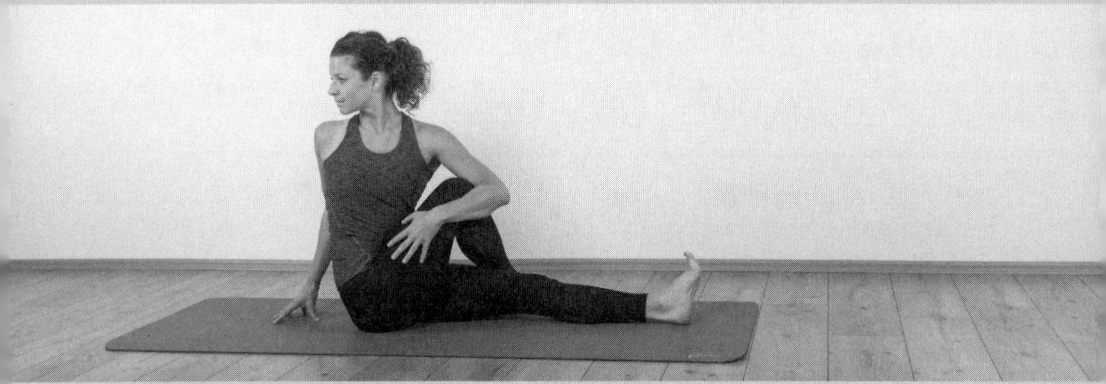

Setzen Sie sich mit ausgestreckten Beinen auf den Boden. Winkeln Sie das rechte Bein an und stellen Sie das rechte Bein über das linke Bein, sodass der Fuß ungefähr auf Höhe das linken Knies steht.

Halten Sie sich mit beiden Händen am rechten Knie fest und bringen Sie Länge in die Wirbelsäule. Ganz bewusst aufrichten. Sie sollten im aufrechten Sitz beide Sitzbeine auf dem Boden spüren. Ist dies nicht der Fall, können Sie den Drehsitz auch etwas erhöht auf einem Kissen ausführen, um das aufrechte Sitzen zu erleichtern.

Kommen Sie mit der linken Ellenbeuge oder der Hand um das rechte Knie und drehen Sie den Oberkörper aufrecht zur rechten Seite. Das rechte Knie zieht zur linken Achselhöhle. Stützen Sie sich mit der rechten Hand hinter dem Gesäß ab.

Entspannen Sie beide Schultern.

In dieser Position erreichen Sie gezielt die hintere Hüftmuskulatur. Die rechte Hüfte ist in dieser Position gebeugt und befindet sich mehr in einer Innenrotation als in einer Adduktion.

▷ ***Tipp:*** ***Bringen Sie mit jedem Einatmen etwas mehr Länge in die Wirbelsäule. Nutzen Sie diesen Raum, um mit dem Ausatmen noch etwas weiter zu rotieren, beziehungsweise ziehen Sie das rechte Knie sanft etwas mehr nach links.***

Warum sind gerade Drehungen so wohltuend bei Rückenschmerzen?

Drehbewegungen wie das Krokodil oder der Drehsitz tun unserer Wirbelsäule einfach gut. Sie mobilisieren die Brustwirbelsäule und richten die Wirbelsäule als Ganze auf. Die Brustwirbelsäule ist einer der beweglichsten Abschnitte der Wirbelsäule – zumindest sollte sie das sein. Leider geht diese Flexibilität nach und nach durch Bewegungsmangel oder durch einseitige Belastungen verloren. Die Lendenwirbelsäule, die eigentlich nicht für große Bewegungsumfänge gemacht ist, kompensiert das Defizit der Brustwirbelsäule und ist irgendwann überlastet.

Durch die Drehhaltungen bringen wir wieder Beweglichkeit in den Brustwirbelbereich, sodass die Lendenwirbelsäule sich wieder auf ihre stabilisierenden Aufgaben konzentrieren kann.

Schnürsenkel

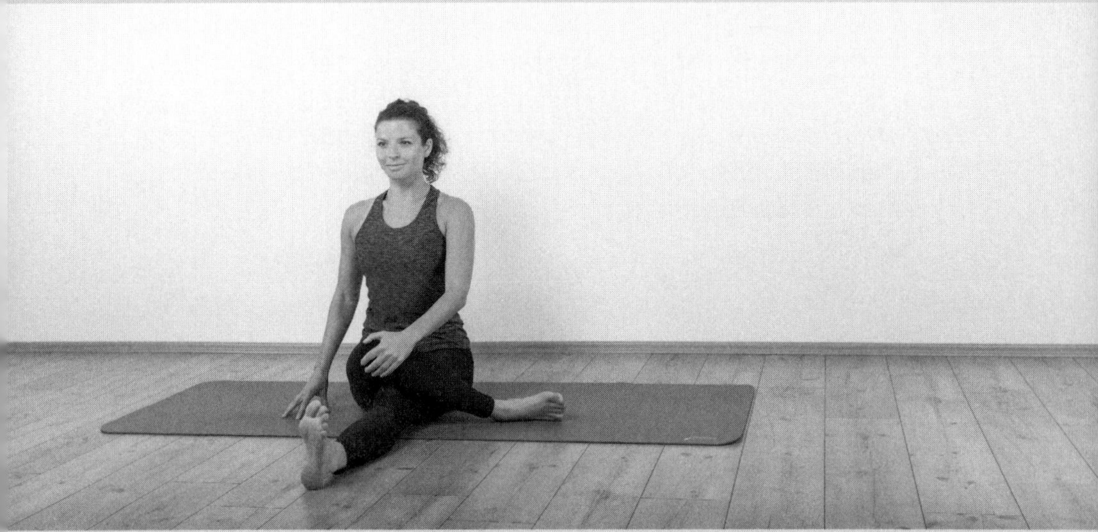

Kommen Sie in einen aufrechten Sitz mit nach vorn ausgestreckten Beinen. Winkeln Sie das rechte Bein an und legen Sie es über das linke Bein. Die Fußaußenkante oder der Fußrücken berührt den Boden neben der linken Gesäßhälfte.

Winkeln Sie auch das linke Bein an. Kommen Sie mit der linken Ferse an die rechte Gesäßaußenseite. Führen Sie die Knie, so weit es angenehm ist, übereinander.

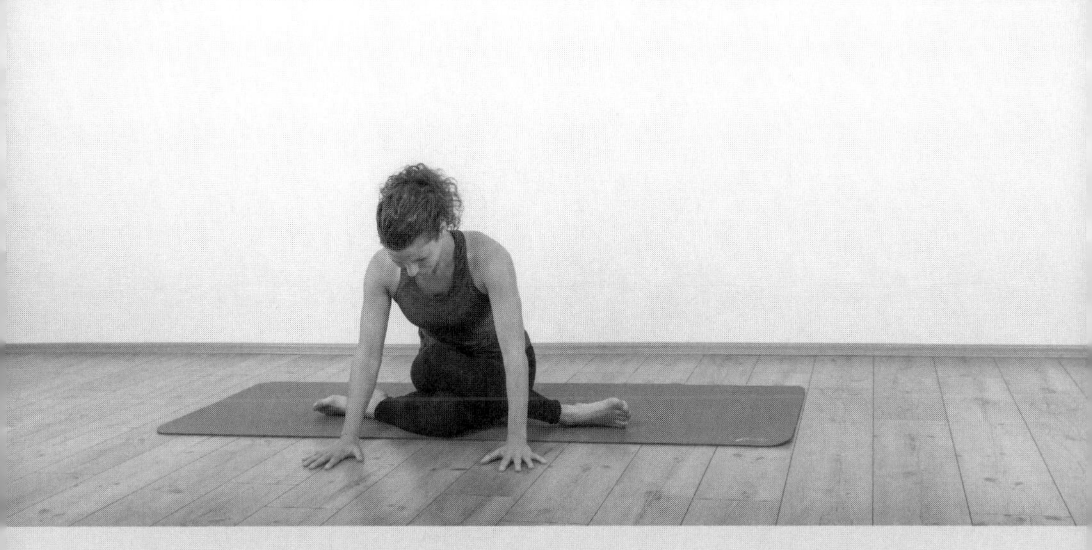

Bringen Sie Ihren Oberkörper in eine leichte Vorbeuge. Überlassen Sie die Bein- und Hüftmuskulatur voll und ganz der Schwerkraft.

▷ ***Tipp:** Diese Position ist sehr anspruchsvoll für die Hüfte. Setzen Sie sich etwas erhöht auf ein dickes Kissen, um es Ihren Knien und der Wirbelsäule so angenehm wie möglich zu machen.*

Babywiege

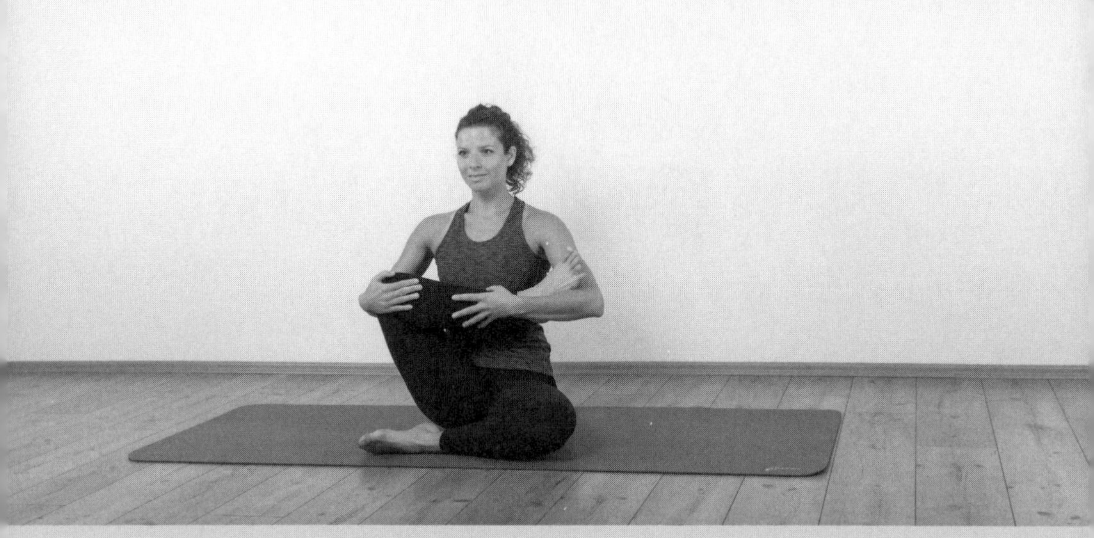

Setzen Sie sich aufrecht und bequem hin. Ziehen Sie das rechte Bein angewinkelt zum Oberkörper ran und drehen Sie das Knie nach außen, sodass Ihr rechtes Bein nach außen rotiert. Das Knie legen Sie in die Ellenbeuge. Mit der linken Hand greifen Sie den Fuß.

Wiegen Sie Ihr Bein sanft hin und her. Sie bewegen dabei den Oberschenkel in der Hüfte.

Die Intensität steuern Sie durch die Hände und Arme. Je näher Sie den Unterschenkel zu sich heranziehen, desto intensiver wird die Dehnung zu spüren sein.

! ***Achtung:** Nur den Oberschenkel in der Hüfte bewegen. Nicht mit Gewalt am Fuß ziehen, sonst setzen Sie Ihr Knie starken Scherkräften aus.*

Vorbeuge mit übergelegtem Bein

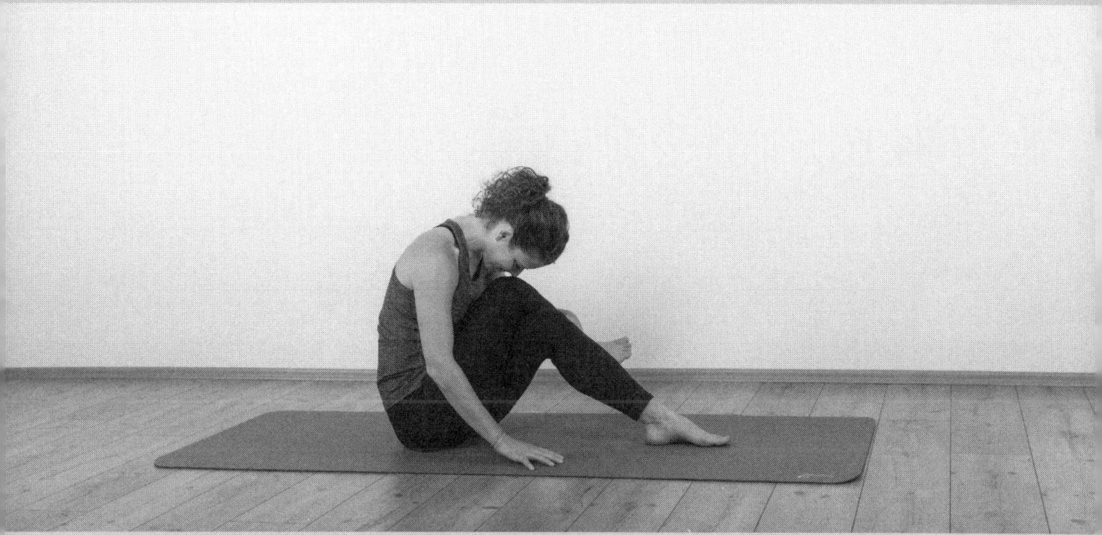

Kommen Sie in einen aufrechten Sitz und strecken Sie beide Beine nach vorn aus.

Legen Sie den rechten Fuß auf Kniehöhe über das linke Bein. Greifen Sie mit der linken Hand das rechte Knie und ziehen Sie es so weit wie möglich nach links.

Neigen Sie sich mit dem Oberkörper nach vorn über die Beine. Legen Sie die Hände seitlich ab und lassen Sie den Oberkörper entspannt nach unten sinken.

▷ ***Tipp:*** *Nehmen Sie Ihren Atem wahr. Lassen Sie mit dem Ausatmen innerlich los. Stellen Sie sich vor, alle Spannung fließt aus Ihnen heraus, wenn Sie ausatmen. Sie werden spüren, dass Sie Ihre Vorbeuge noch vertiefen können.*

Hürdensitz

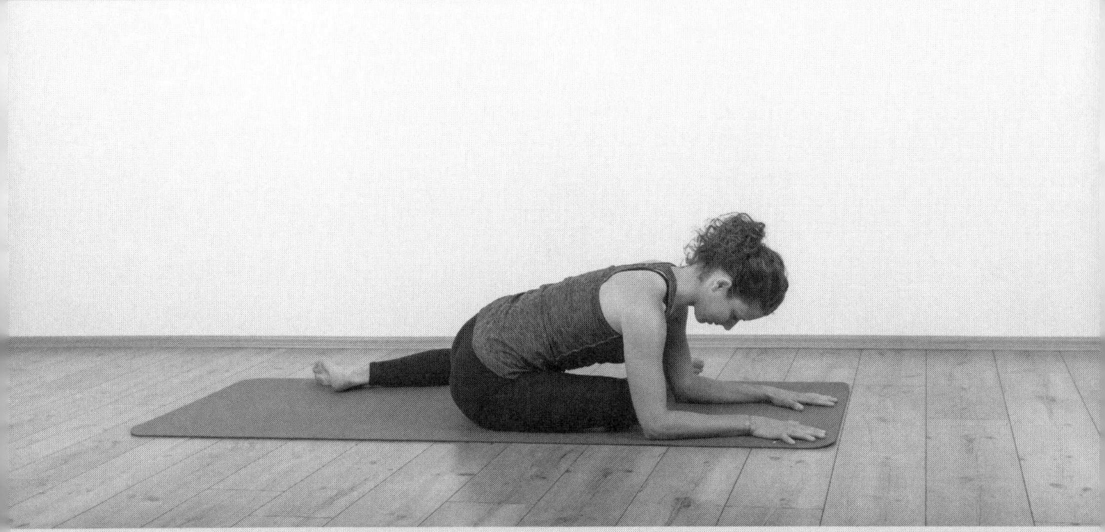

Ausgangsposition: Vierfüßler. Dann: Ein Bein nach vorn und das andere zur Seite ablegen. Die Hüfte gerade nach vorn ausrichten, das heißt beide Hüftknochen zeigen nach vorn.

Das rechte Knie bildet einen rechten Winkel und zeigt nach vorn. Schieben Sie das linke Bein zur linken Seite. Das linke Knie ist ebenfalls 90 Grad angewinkelt und liegt auf dem Boden auf.

Neigen Sie den Oberkörper nach vorn über das rechte Bein. Stützen Sie sich auf den Unterarmen ab. Geben Sie Ihrem Körper ein wenig Zeit, weich zu werden.

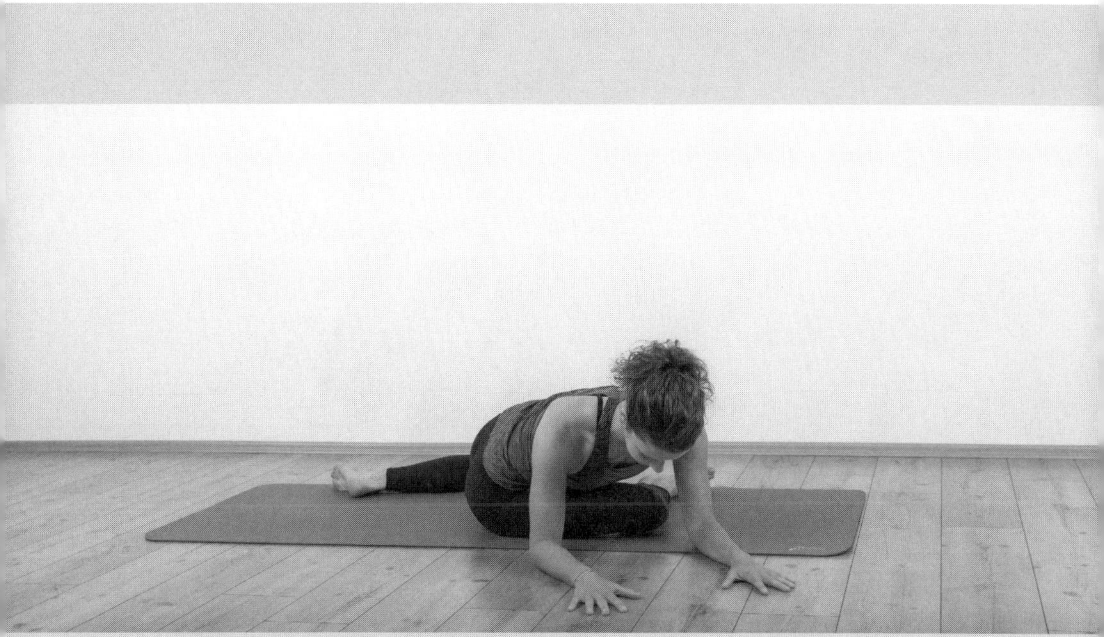

▷ ***Tipp:*** *Wandern Sie mit dem Oberkörper ein Stück weiter nach rechts.*

Taube

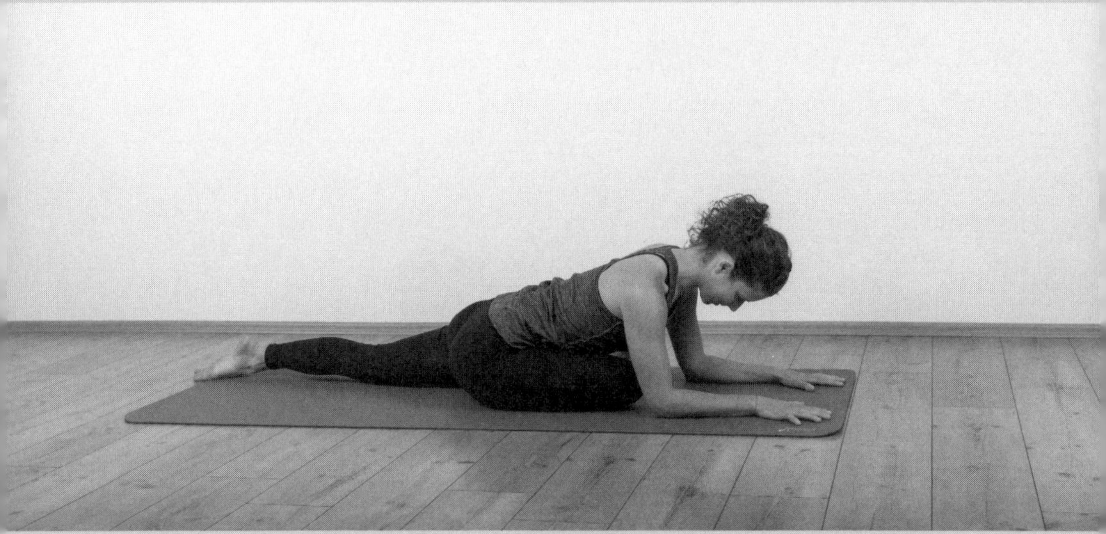

Die Taube ist wohl eine der häufigsten Übungen für den Piriformis – zu Recht!

In dieser passiven, relativ entspannten Lage ist die Hüfte maximal gebeugt und die Dehnung im Gesäß des vorderen Beins am intensivsten.

Kommen Sie in den Vierfüßlerstand. Ziehen Sie des rechte Knie nach vorn zur rechten Hand. Das linke Bein strecken Sie so weit wie möglich nach hinten aus. Die linke Leiste weitet sich und sinkt nach unten. Das linke Bein liegt komplett mit der Vorderseite auf der Matte auf.

Legen Sie den rechten Unterschenkel diagonal vor sich auf die Matte, sodass das rechte Knie hinter dem rechten Ellenbogen und der rechte Fuß am linken Hüftknochen liegt.

Legen Sie sich mit dem Oberkörper nach vorn auf die Unterarme ab. Geben Sie Ihrem Körper etwas Zeit, um weich zu werden. Nach ungefähr 30 Sekunden können Sie sich mit dem Oberkörper komplett ablegen und die Arme nach vorn ausstrecken.

! ***Achtung:*** ***Vorsicht bei Kniebeschwerden! Je größer Sie bei dieser Übung den Winkel im vorderen Kniegelenk wählen, umso intensiver die Dehnung im Gesäßmuskel. Je kleiner der Winkel, desto geringer die Dehnung. Aber Achtung: Fehlt Ihnen bei einem großen Winkel die Beweglichkeit in der Hüfte, wirken starke Scherkräfte auf das Knie. Daher gilt: Langsam herantasten.***

Sollten Sie Druck auf dem hinteren Knie spüren, können Sie hinten die Fußzehe aufstellen, um den Druck zu reduzieren. Probieren Sie es aus!

Stehend

Die Übungen im Stehen können Sie überall durchführen. Wir empfehlen Ihnen jedoch, dies in der Nähe einer Wand zu tun, da die Übungen alle einbeinig ausgeführt werden. Sie bieten somit gleichzeitig ein gutes Stabilitätstraining. Achten Sie jedoch darauf, dass Sie den Fokus auf die Ausführung der Dehnung legen. Für die erste Übung brauchen Sie zur Unterstützung einen Tisch.

Stehend am Tisch

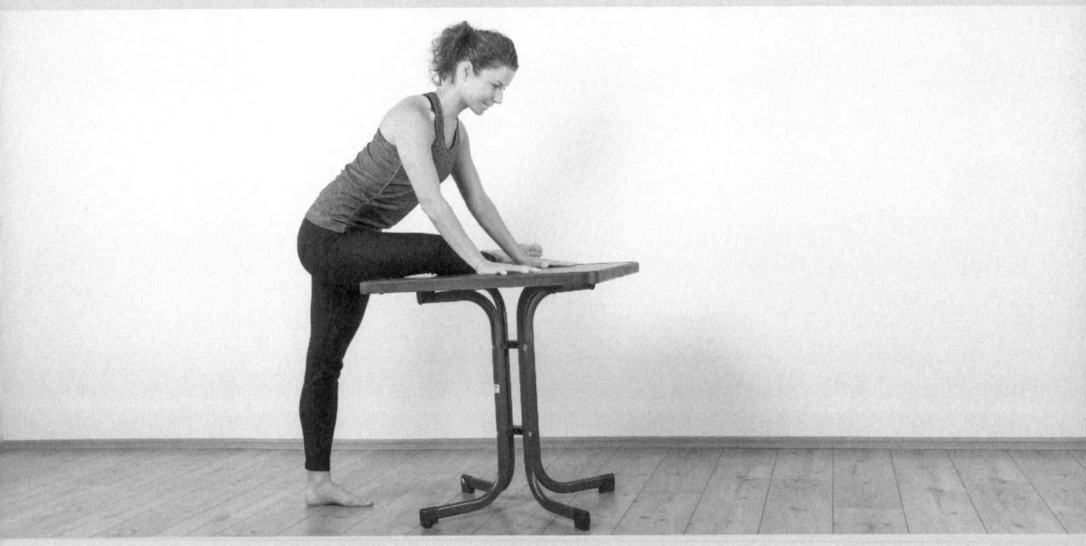

Legen Sie das rechte Bein angewinkelt auf den Tisch, sodass die Oberschenkelaußenseite und die Unterschenkelaußenseite Kontakt mit dem Tisch haben. Der Unterschenkel liegt parallel zur Tischkante. Wahrscheinlich spüren Sie bereits jetzt eine leichte Dehnung im Gesäß.

Neigen Sie den Oberkörper nach vorn. Wandern Sie mit den Händen so weit wie möglich nach vorn und entspannen Sie sich.

Tempelsitz

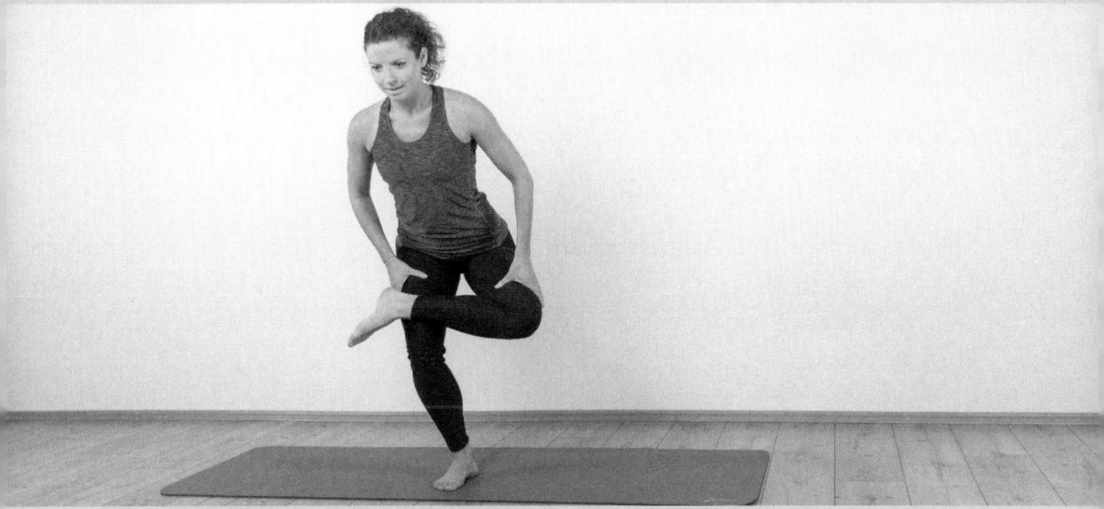

Der Tempelsitz ist eine Übung aus dem Yoga. Neben der Dehnung der Gesäß- und Hüftmuskulatur schult sie vor allem das Gleichgewicht und die Stabilität. Wenn Sie sich ganz auf die Dehnung konzentrieren möchten, empfehlen wir in der Nähe einer Wand zu üben, damit Sie sich festhalten können.

Winkeln Sie das rechte Bein an und drehen Sie das Knie nach außen. Legen Sie den rechten Fuß mit der Außenseite kurz oberhalb des Knies auf den Oberschenkel. Der rechte Oberschenkel befindet sich jetzt schon in einer Außenrotation

Kommen Sie in eine Kniebeuge. Schieben Sie das Gesäß nach hinten und neigen Sie den Oberkörper nach vorn, sodass Ihre Hüfte sich stärker beugt. Die Wirbelsäule bleibt dabei gestreckt. Das Brustbein schiebt nach vorn.

Legen Sie die rechte Hand an den rechten Oberschenkel und drehen Sie den Oberschenkel sanft nach außen und unten. Die Dehnung im Gesäß wird nun deutlicher zu spüren sein. Den Druck erst einmal nur leicht ausüben, da Ihr Knie sonst starken Kräften ausgesetzt ist.

Die Intensität steuern Sie mit Ihrem Standbein und dem Oberkörper. Je tiefer Sie nach unten gehen, desto mehr Spannung wird spürbar. Je weiter Sie den Oberkörper nach vorn neigen, desto intensiver die Dehnung.

Gedrehtes Dreieck

Dies ist eine fortgeschrittene Übung, mit der Sie neben dem Piriformis noch weitere Hüftmuskeln erreichen.

Kommen Sie in eine breite Schrittstellung, das rechte Bein ist vorn. Der rechte Fuß schaut nach vorn, und die Fußzehen des linken Fuß stehen auf ungefähr 10 Uhr, sind also um 45 Grad nach außen gedreht.

Strecken Sie beide Beine aktiv durch. Die Oberschenkel sind angespannt.

Bringen Sie Länge in die Wirbelsäule und strecken Sie die Arme seitlich aus. Drehen Sie den Oberkörper mit langer Wirbelsäule zur rechten Seite

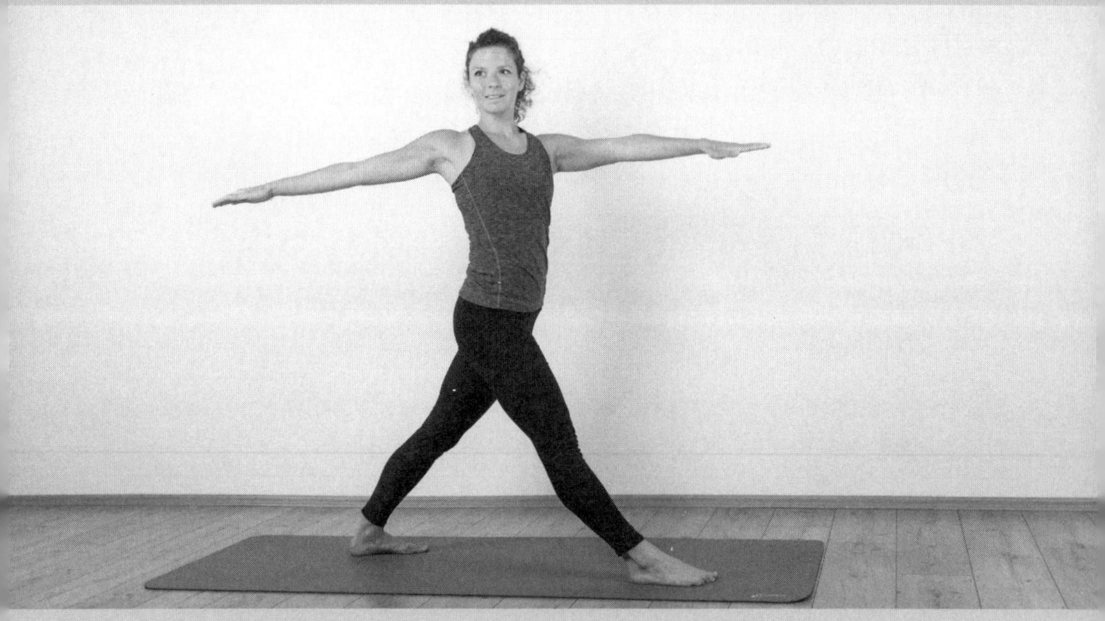

Senken Sie nun den Oberkörper nach unten. Die linke Hand berührt die Innenseite des rechten Fußes. Wenn der Weg nach unten noch zu lang ist, legen Sie die linke Hand etwas weiter oben ans Bein oder stellen Sie die Hand auf einem Block oder dicken Buch ab.

Schieben Sie jetzt die rechte Gesäßhälfte ein bisschen mehr nach oben und außen.

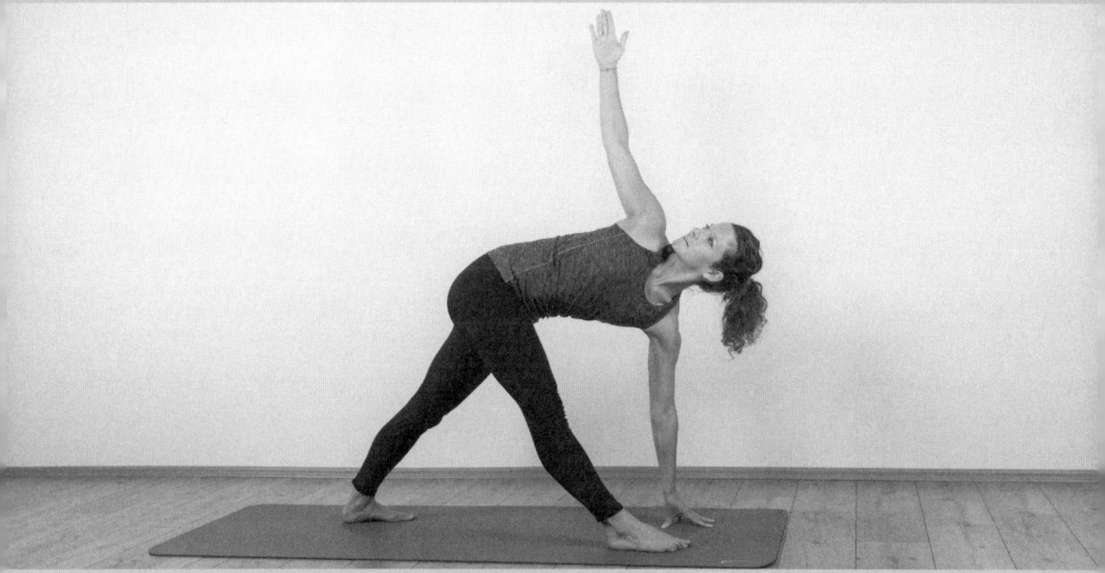

▷ ***Tipp:*** ***Je offener die Beckenregion, desto einfacher können Sie das Gleichgewicht halten. Stellen Sie die Füße etwas versetzt, so stehen Sie stabiler.***

Achten Sie darauf, dass beide Füße über ihre gesamte Länge Kontakt zum Boden behalten. Dazu müssen Ihre Adduktoren und die Innenrotatoren arbeiten. Das sind die Gegenspieler zum Piriformis und dem großen Gesäßmuskel. Ein Ungleichgewicht zwischen diesen beiden Muskelgruppen kann das Piriformis-Syndrom verstärken.

Übungen mit Stuhl

Stühle sind nicht nur zum Sitzen da. Die Übungen mit dem Stuhl sind super geeignet, um auch im Büro dem Piriformis mal eine kurze Erholung zu gönnen.

Sitzend das Sprunggelenk aufs Knie legen

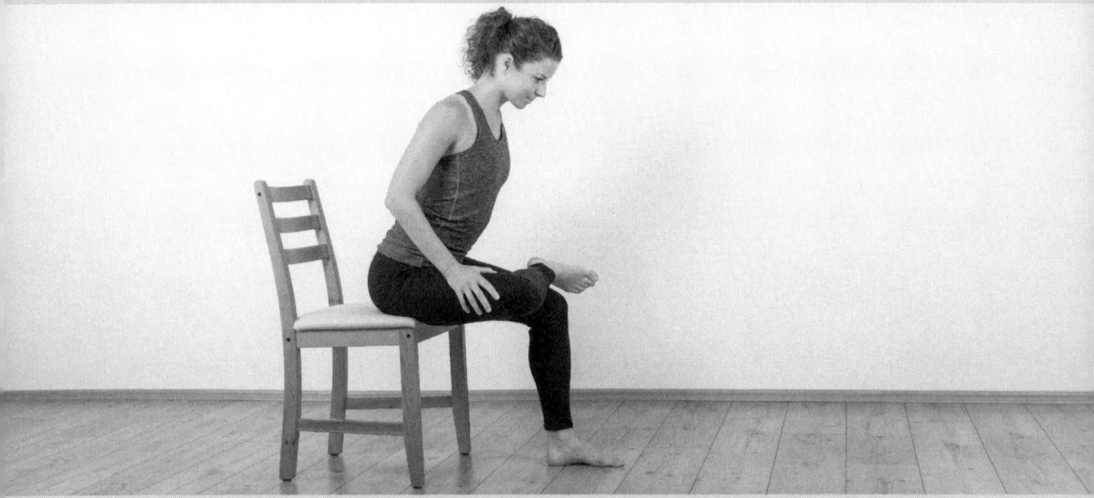

Setzen Sie sich aufrecht auf den vorderen Rand des Stuhls, sodass beide Füße Bodenkontakt haben.

Legen Sie das rechte Sprunggelenk auf den linken Oberschenkel, sodass der Oberschenkel waagerecht vor Ihnen liegt.

Bringen Sie die rechte Hand an den rechten Oberschenkel kurz über dem Knie und die linke an den linken Fuß. Neigen Sie sich mit langem Rücken nach vorn.

Die Intensität steuern Sie, indem Sie mit der rechten Hand etwas Druck auf den Oberschenkel ausüben. Gehen Sie dabei nur so weit, wie es sich für Ihr Knie gut anfühlt.

Tempelsitz mit Stuhl

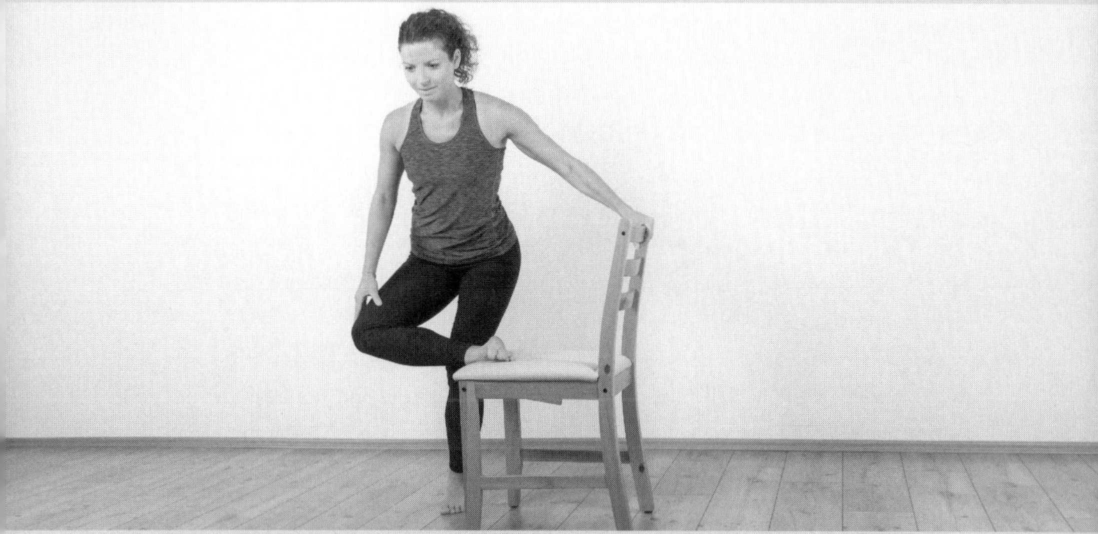

Diese Übung ähnelt dem Tempelsitz, den Sie auf S. 41 bereits kennengelernt haben.

Die Variante mit Stuhl ist für das Knie schonender, da Ihr Fuß durch den Stuhl niedriger platziert ist. Die Scherkräfte im Knie sind also deutlich geringer.

Stellen Sie sich mit der linken Seite vor den Stuhl. Die Sitzfläche zeigt zu Ihnen.

Halten Sie sich mit der linken Hand an der Stuhllehne fest. Legen Sie den rechten Fuß mit der Fußaußenkante auf die Sitzfläche. Entspannen Sie das Bein.

Neigen Sie sich mit langer Wirbelsäule etwas nach vorn und beugen Sie leicht das linke Bein, Ihr Standbein.

Je tiefer Sie nach unten gehen, desto intensiver wird die Dehnung zu spüren sein.

Dehnungen für mehr Hüftmobilität

Eine eingeschränkte Beweglichkeit in der Hüfte ist ein weitverbreitetes Problem, das vor allem unserem Lebenswandel zuzuschreiben ist. Stundenlanges Sitzen in Kombination mit Bewegungsmangel und Kraftverlust wirkt sich negativ auf unsere Konstitution aus. Dabei ist die Hüfte im wahrsten Sinne des Wortes unser Dreh- und Angelpunkt.

Durch die Hüft-Beckenkonstruktion ist unser Oberkörper mit dem Unterkörper verbunden. Schon kleine Dysbalancen, Fehlhaltungen oder Defizite in Sachen Mobilität und/oder Kraft können das Zusammenspiel zwischen Ober- und Unterkörper oder linker und rechter Seite aus dem Gleichgewicht bringen.

Kein Muskel wirkt völlig allein. Auch der Piriformis ist auf die Funktionalität der anderen Hüftmuskeln angewiesen. Die folgenden Übungen helfen Ihnen, die gesamte Hüft- und Beckenmuskulatur beweglich zu halten.

Lendenbereich und Oberschenkelvorderseite – Funktion: Hüftbeuger

Der große Lendenmuskel und der Lenden-Darmbein-Muskel sind in Kombination mit dem Oberschenkelmuskel, dem Schneidermuskel, dem Kammmuskel und dem Schenkelbindenspanner für die Beugung der Hüfte zuständig. Sie sind die direkten »Gegenspieler« zu den Hüftstreckern: Gesäßmuskulatur und Piriformis.

Sitzen ist ein gutes Beispiel für die Hüftbeugung. Leider sitzen wir tagtäglich meist deutlich mehr, als wir sollten. Und leider ist unser Körper ein Meister im Anpassen. Wenn wir viel Zeit in einer Position verbringen, in der die Hüfte gebeugt ist, empfindet er das als »normale« Haltung. Er passt sich an: Vorn verkürzen die Strukturen und hinten wird alles überdehnt.

Wer viel Zeit im Sitzen verbringt, sollte also neben der Gesäßmuskulatur auch die Hüftbeuger strecken, um die Beckenausrichtung wieder in Balance zu bringen. Die folgenden Übungen helfen Ihnen dabei.

Ausfallschritt

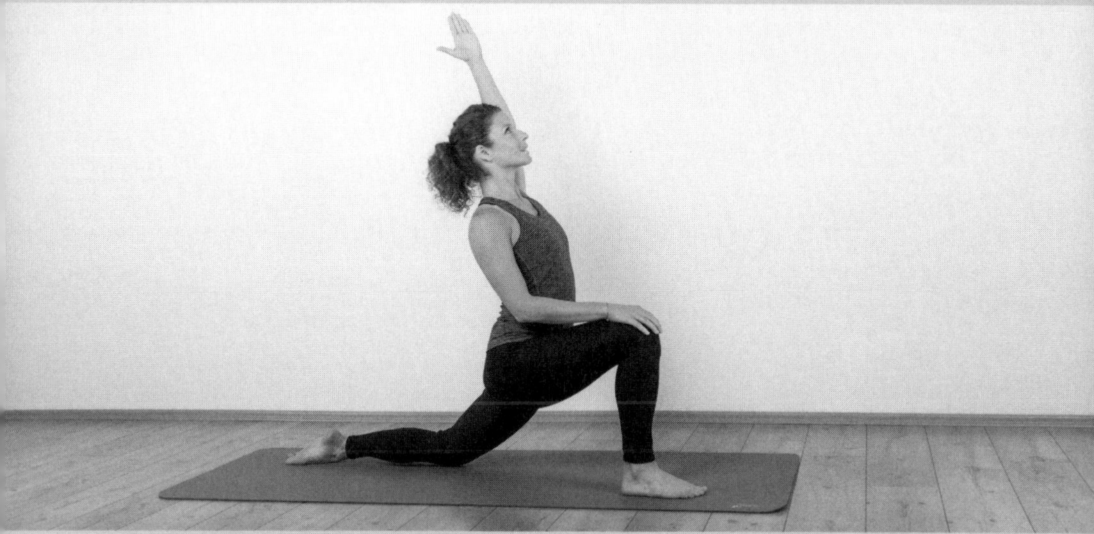

Hierbei werden der Hüftbeuger und der Oberschenkelmuskel entspannt und die gesamte Körpervorderseite geöffnet. Besonders wenn Sie einen langen Tag sitzend verbracht haben, ist es sehr angenehm, die Körpervorderseite in dieser Position zu strecken.

Kommen Sie in den Vierfüßlerstand. Stellen Sie nun den rechten Fuß vorn zwischen den Händen auf. Strecken Sie das hintere Bein, so weit es geht, nach hinten, sodass es nicht direkt auf der Kniescheibe aufliegt.

Lassen Sie den linken Hüftknochen nach vorn unten sinken. Geben Sie Ihrer Hüfte einen Moment Zeit, weicher zu werden.

Stützen Sie sich mit der rechten Hand auf dem rechten Oberschenkel ab und richten Sie den Oberkörper auf.

Wenn Sie noch etwas mehr möchten, strecken Sie den linken Arm nach oben hoch und stellen Sie sich vor, dass Sie das Brustbein und die Hüfte möglichst weit auseinanderziehen.

Oberschenkelvorderseite und Psoas mit Stuhl

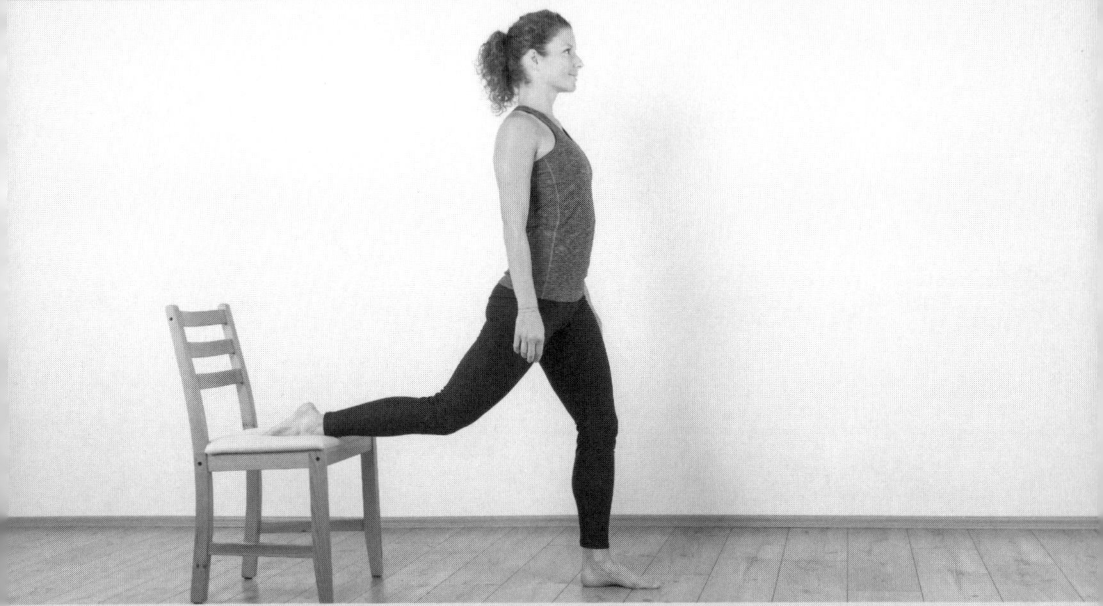

Dies ist eine sehr angenehme Dehnung, die Sie auch ganz einfach im Büro durchführen können. Wenn es für Sie schwierig ist, das Gleichgewicht auf einem Bein zu halten, üben Sie einfach in der Nähe einer Wand. So können Sie sich jederzeit festhalten und sich auf die Dehnung konzentrieren.

Stellen Sie sich mit dem Rücken vor einen Stuhl. Die Entfernung sollte einen halben bis ganzen Meter betragen.

Legen Sie nun den rechten Fuß so auf den Stuhl, dass nur der Fußrücken Kontakt mit der Sitzfläche hat.

Bleiben Sie im Oberkörper aufrecht und strecken Sie das Standbein. Das Knie des aufgelegten Beins schaut während der ganzen Zeit nach unten

Kippen Sie das Becken etwas nach hinten, das bedeutet: Sie ziehen den Bauchnabel nach innen und schieben die Hüftknochen nach vorn oben. Durch die Beckenkippung spüren Sie mehr Dehnung im Hüftbeuger und Ihrer Oberschenkelvorderseite.

▷ ***Tipp:*** *Je weiter entfernt Ihr Standbein vom Stuhl ist, umso mehr erreichen Sie die Hüftbeugemuskulatur, weil die Hüfte so stärker gestreckt wird. Wenn Sie näher am Stuhl stehen, ist die Streckung in der Hüfte geringer und dafür die Dehnung für den Oberschenkel intensiver.*

Kleines Kamel

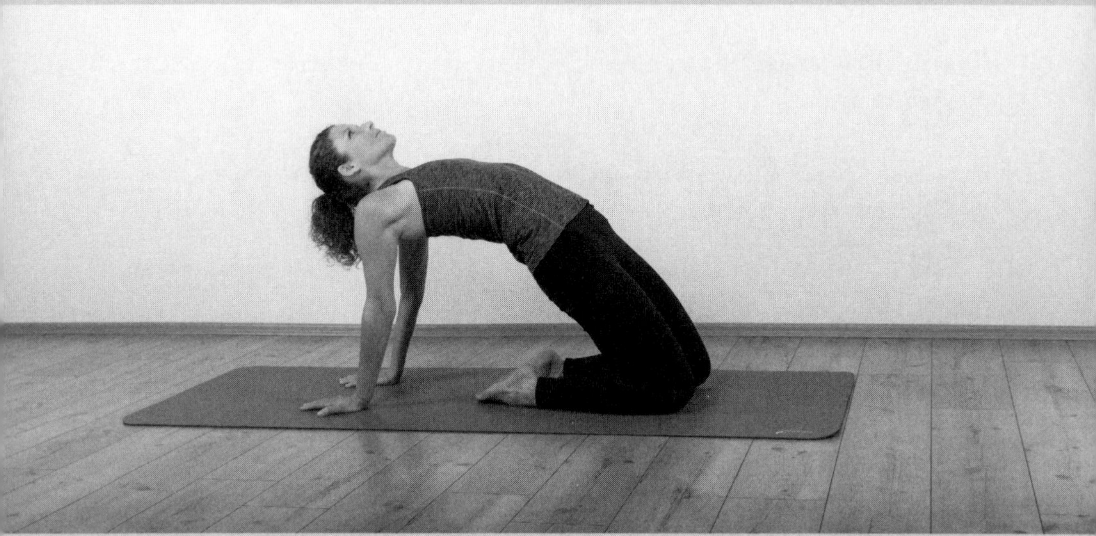

Kommen Sie in den Fersensitz, die Oberschenkel sind parallel zueinander. Platzieren Sie die Hände hinter dem Gesäß und drehen Sie die Fingerspitzen nach hinten.

Ziehen Sie die Schultern nach hinten und unten und schieben Sie das Brustbein nach vorn oben. Heben Sie das Gesäß von den Fersen ab. Die Hüftknochen schieben nach oben zur Decke, während die Knie nach unten in die Matte drücken. Achten Sie darauf, dass die Knie geschlossen bleiben.

Der Kopf kann entspannt nach hinten unten hängen. Wenn Ihnen das unangenehm ist, ziehen Sie das Kinn zum Brustbein und schauen nach oben zur Decke.

Psoas und Piriformis – ein Dreamteam

Der Psoas und der Piriformis sind die einzigen beiden Muskeln unseres Körpers, die aufgrund ihrer Lage die Beine mit der Wirbelsäule verbinden. Sie sind für die Ausrichtung des Beckens verantwortlich. In einem gesunden und ausgeglichenen Kräfteverhältnis arbeiten sie ökonomisch zusammen. Der Psoas zieht von vorn und der Piriformis von hinten. Aber wehe, dieses Verhältnis gerät in eine Dysbalance.

Die Oberschenkelrückseite – Funktion: Beinbeuger

Verspannungen in der Oberschenkelrückseite bringen das Becken aus der Balance, sodass es sich nicht komplett aufrichten kann. Gerade wenn Sie viel sitzen oder oft und lange hohe Schuhe tragen, neigen die Beinrückseiten dazu, sich zu verkürzen.

Mit den folgenden Übungen erreichen Sie die Beinrückseite sehr effektiv. Wichtig dabei: Die Knie gestreckt halten und den Oberkörper und die Hüfte beugen, also in eine Vorbeuge kommen.

Gestrecktes Bein nach oben

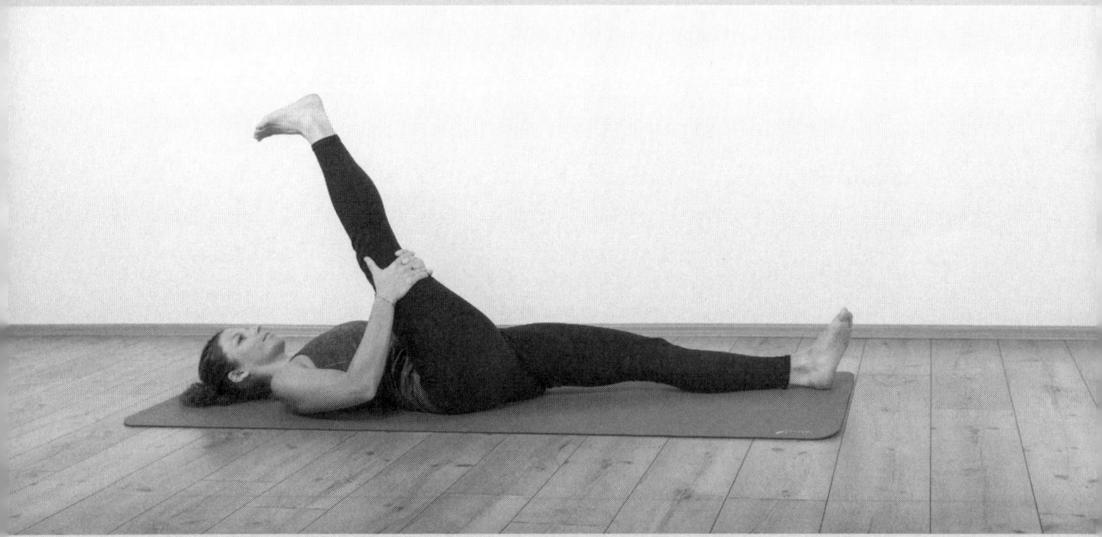

Beginnen Sie in der Rückenlage, und strecken Sie das linke Bein auf der Matte aus. Winkeln Sie das rechte Bein an. Greifen Sie es mit den Händen unterhalb des Knies und ziehen Sie es zum Oberkörper heran. Gern hier erst mal einen Moment bleiben. Vielleicht können Sie schon jetzt eine angenehme Dehnung im Gesäß und im unteren Rücken spüren.

Greifen Sie mit den Händen an die Oberschenkelrückseite und strecken Sie das Bein weit nach oben aus. Schieben Sie die Ferse aktiv nach oben und ziehen Sie die Fußzehen in Richtung Nasenspitze. Die rechte Gesäßhälfte auf die Matte drücken, um die gesamte Rückseite anzuspannen.

Das Becken bleibt ausgeglichen auf der Matte liegen, die Körperseiten bleiben gleich lang. Das linke Bein bleibt langgestreckt auf der Matte liegen.

▷ ***Tipp:*** *Nehmen Sie sich ein Handtuch oder einen Gürtel als Hilfe, wenn Sie Probleme haben, den Oberkörper entspannt liegen zu lassen, und Ihnen die Arme zu kurz erscheinen, um das Bein zu umgreifen. Das Handtuch beziehungsweise den Gürtel um die Beinrückseite legen und an den beiden Enden festhalten. So können Sie die Dehnung selbstständig dosieren.*

Vorbeuge

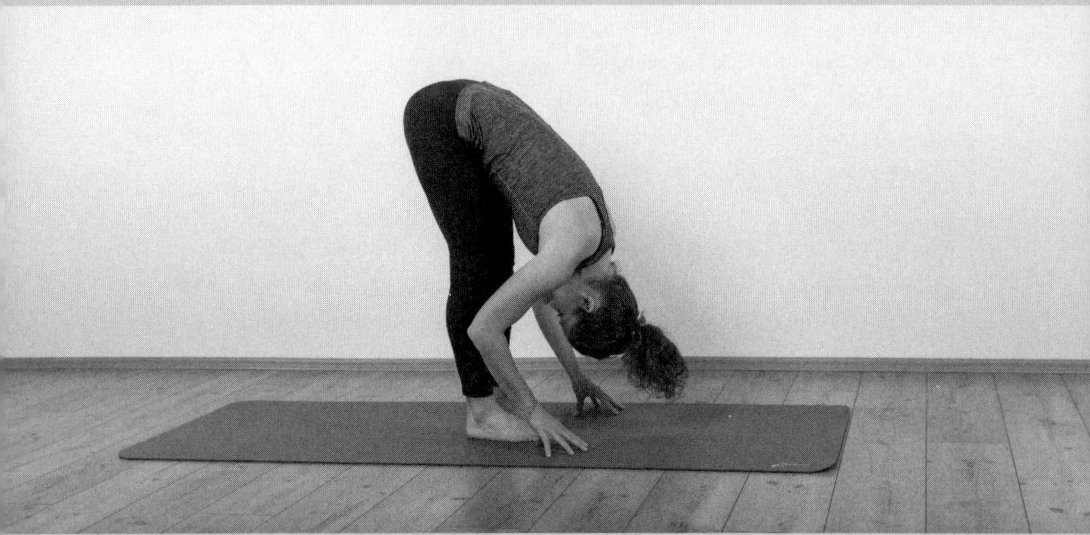

Stellen Sie die Füße maximal hüftbreit auseinander und richten Sie die Fußzehen nach vorn aus, sodass die Füße parallel zueinander stehen.

Lassen Sie sich mit dem Oberkörper nach unten in eine Vorbeuge sinken, bis Sie mit den Händen den Boden erreichen. Winkeln Sie die Knie so weit an, dass Sie mit den Fingerspitzen den Boden berühren können.

Den ganzen Oberkörper entspannt hängen lassen. Schieben Sie die Fersen bewusst nach unten in den Boden, ziehen Sie die Sitzbeine weit nach oben und strecken Sie die Beine so weit wie möglich durch. So spannen Sie die komplette Beinrückseite in die Länge auf.

Die sitzende Variante

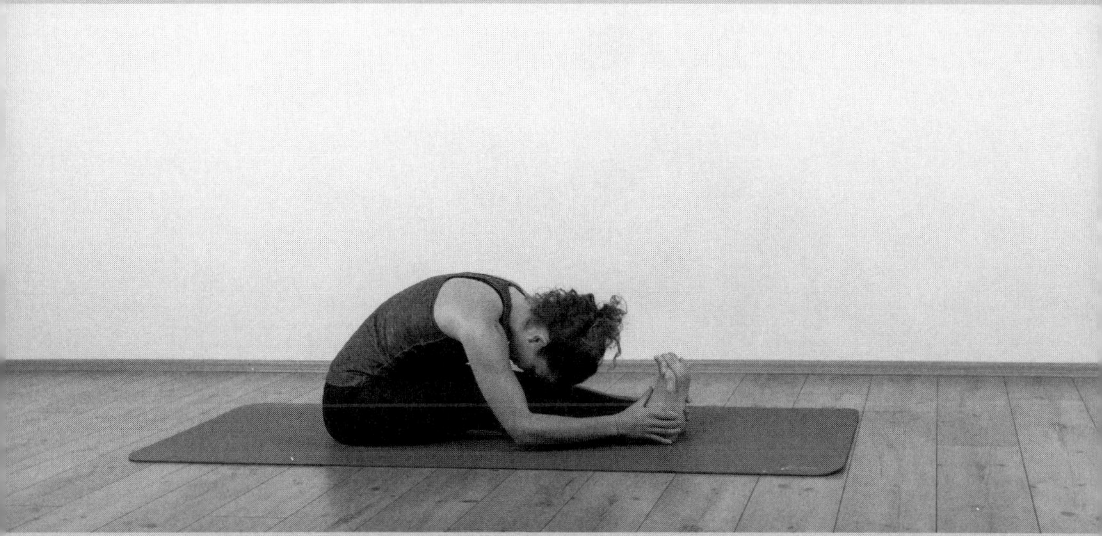

Hierbei kommen Sie in eine aufrechte Sitzposition mit nach vorn ausgestreckten Beinen. Neigen Sie den Oberkörper nach vorn. Die Hände finden ihren Platz an der Beinaußenseite, oder vielleicht können Sie auch das Sprunggelenk oder die Fußzehen greifen. Lassen Sie sich allein von der Schwerkraft gezogen mehr und mehr nach unten sinken. Achten Sie darauf, dass die Kniekehlen nach unten zur Matte drücken und die Fußzehen nach oben zeigen.

Oberschenkelrückseite mit Stuhl

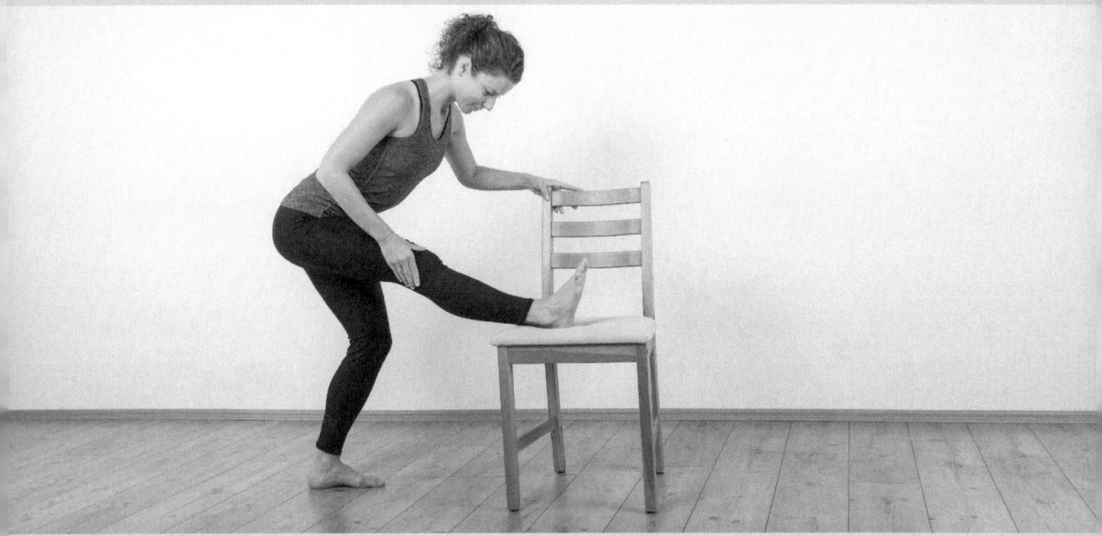

Stellen Sie sich frontal zum Stuhl auf. Legen Sie die rechte Ferse auf den Stuhl. Die Fußzehen zeigen nach oben. Wenn Sie Ihr Bein nun komplett strecken, werden Sie wahrscheinlich schon eine leichte bis mittlere Dehnung auf der Beinrückseite wahrnehmen können.

Beugen Sie das Standbein etwas an und neigen Sie den Oberkörper aus der Hüfte nach vorn.

Ziehen Sie die linke Gesäßseite aktiv ein Stück nach hinten, damit beide Hüftknochen auf einer Höhe bleiben.

Die Oberschenkelinnenseite – Funktion: Bein anziehen

Die Muskeln der Oberschenkelinnenseite werden auch als Adduktoren bezeichnet. Zu ihnen gehören fünf verschiedene Muskeln. Ihre gemeinsame Hauptaufgabe: den Oberschenkel zur Körpermitte ziehen. Beim Laufen stabilisieren sie die Beinachsen und das Becken und übernehmen somit wichtige Aufgaben in der Statik von Becken und Knie. Sind sie überbelastet oder verspannt, neigen sie zu Entzündungen oder zu strukturellen Verletzungen wie Rissen oder Zerrungen. Mit den folgenden Übungen können Sie dem vorbeugen und Ihre Hüfte beweglich halten.

Liegender Schmetterling

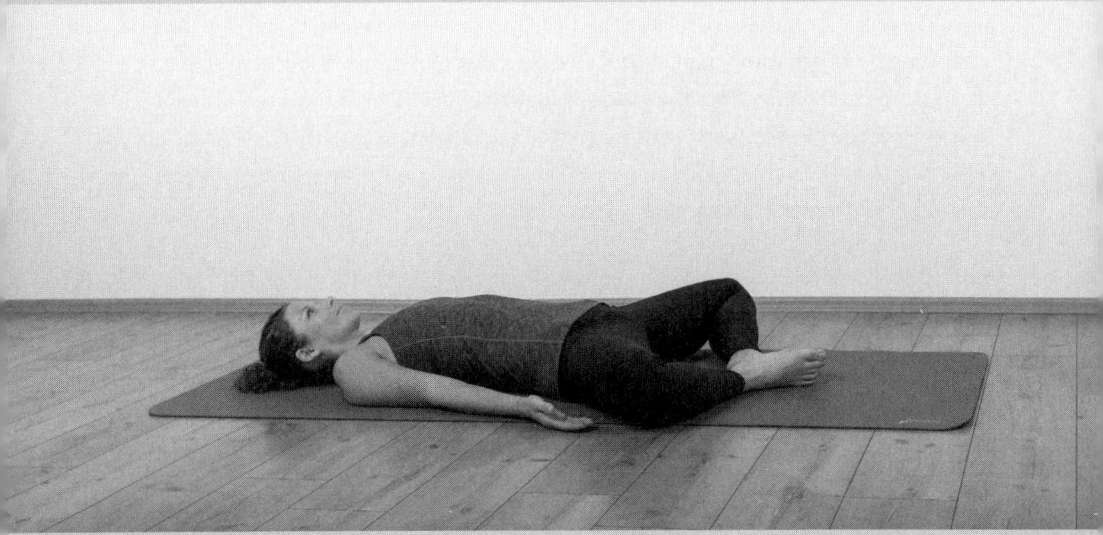

Legen Sie sich auf den Rücken, und stellen Sie die Füße nah ans Gesäß. Lassen Sie nun die Knie nach außen fallen, und legen Sie die Fußsohlen aneinander.

Die Knie fallen ganz von allein nach unten.

Schließen Sie die Augen und atmen Sie tief ein und noch etwas tiefer aus. Mit dem Ausatmen lassen Sie alle Spannung in der Hüfte los. Sie werden spüren, dass sich Ihre Hüfte nach und nach mehr öffnet – allein durch Ihre Atmung und die Schwerkraft.

Bleiben Sie mit dem gesamten Körper völlig entspannt liegen.

Hüfte und Emotionen – die psycho-emotionale Ebene

Die Dehnung der Adduktoren ist für unsere Hüften eine Wohltat. Gerade wer viel sitzt, empfindet es als sehr angenehm, wenn sich die Hüfte bei der Adduktorendehnung öffnet und weitet. Aber auch auf emotionaler Ebene tun uns hüftöffnende Übungen sehr gut. Sie entspannen uns. Doch warum ist das so? Unsere Hüfte ist wie ein verstecktes »Körpergedächtnis«. Emotionen wie Angst und Trauer oder auch Stress und traumatische Ereignisse setzen sich in der Hüfte fest – versteckt zwar, aber dennoch vorhanden. Nicht selten treten Hüftschmerzen gerade dann auf, wenn im Leben emotionaler Stress präsent ist. Das Entspannen der Hüftmuskulatur, speziell der Oberschenkelinnenseite und des Musculus psoas (siehe S. 51), ist nicht nur körperlich, sondern auch emotional besonders wichtig.

Stehender Winkel

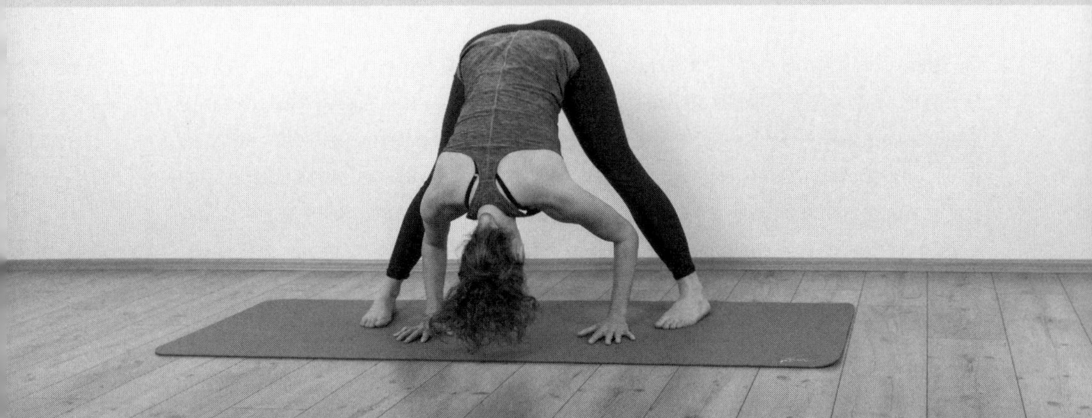

Die Grätschpositionen im Stehen oder Sitzen sprechen neben der Oberschenkelinnenseite auch die Beinrückseiten (siehe S. 52) an. Wenn Sie die Fersen bewusst nach unten in den Boden schieben und gleichzeitig die Sitzbeine nach oben zur Decke, werden Sie die Dehnung auf der Rückseite genauso intensiv wahrnehmen wie in den Innenseiten der Beine.

Kommen Sie in einen breiten Stand. Die Füße stehen weiter als hüftbreit auseinander. Richten Sie die Fußzehen nach vorn aus und strecken Sie die Beine.

Legen Sie die Händen an die Hüfte und senken Sie den Oberkörper mit langer Wirbelsäule nach unten ab. Lösen Sie, wenn Sie unten angekommen sind, die Hände von der Hüfte und führen Sie sie auf den Boden beziehungsweise die Matte.

Lassen Sie den Oberkörper entspannt nach unten hängen.

! ***Achtung:** Begeben Sie sich langsam in die Endposition und vermeiden Sie es, sich mit Gewalt tiefer in die Dehnung hineinzuziehen. Das gilt für alle Dehnungen, achten Sie bei dieser jedoch besonders darauf, denn die Oberschenkelinnenseiten sind sehr empfindlich.*

Variante im Sitzen

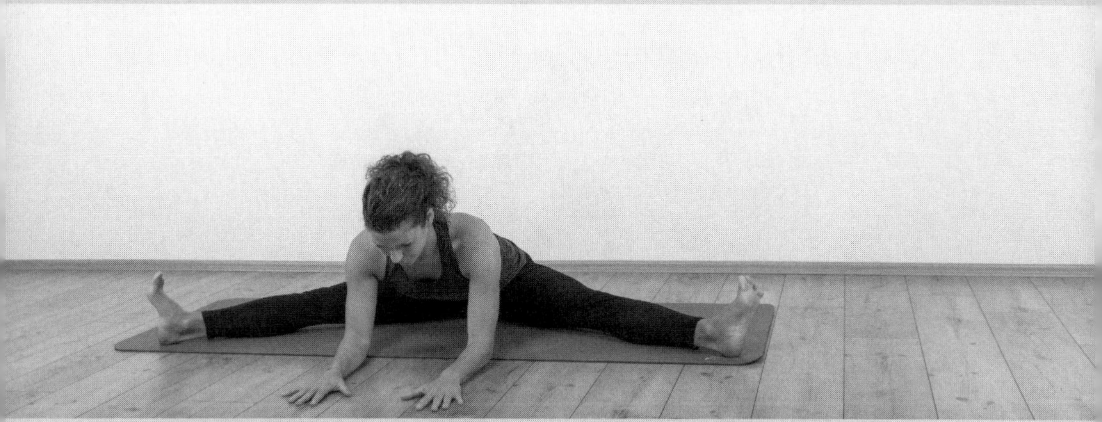

Setzen Sie sich auf eine Matte und spreizen Sie die Beine auseinander. Je weiter auseinander Sie die Beine platzieren, desto intensiver werden Sie die Dehnung spüren. Kommen Sie mit dem Oberkörper so weit wie möglich und angenehm nach vorn. Achten Sie darauf, dass die kleinen Zehen nach außen ziehen und die Oberschenkel dadurch nach innen rotieren.

Oberschenkelinnenseite mit Stuhl

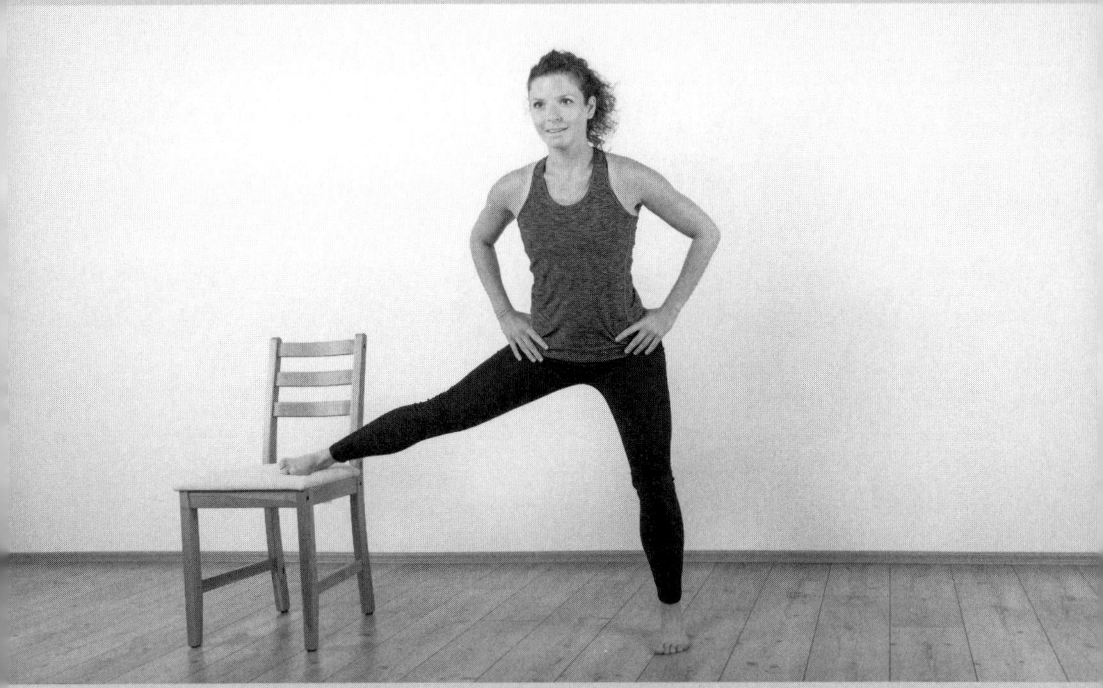

Stellen Sie sich seitlich neben einen Stuhl und legen Sie den stuhlnahen Fuß mit der Fußinnenseite auf die Sitzfläche.

Das aufgelegte Bein bleibt komplett gestreckt.

Richten Sie beide Hüftknochen nach vorn aus. Die Fußzehen des aufgelegten Fuß zeigen nach vorn und die Ferse schiebt sich von Ihnen weg.

Beugen Sie das Standbein etwas, um die Dehnung in der Oberschenkelinnenseite des aufgelegten Beins zu steigern.

Myofasziales Entspannen

Faszien – was ist das?

Über Faszien wird derzeit ständig berichtet – und das zu Recht. Kein anderes Gewebe erfährt seit einer Weile so viel Aufmerksamkeit und Interesse. Doch was steckt überhaupt dahinter?

Faszien sind im Grunde nichts anderes als Bindegewebe. Dank neuer wissenschaftlicher Untersuchungsmethoden wissen wir heute jedoch, dass sie nicht nur verbindende Funktionen übernehmen, sondern ein sehr aktives Gewebe sind, das viele Aufgaben im Körper hat, unter anderem wenn es um Statik und Kraftübertragung geht.

Gesunde Faszien sind elastisch. Durch Unter- und Überforderung, Fehlbelastungen oder Verletzungen kommt es aber leider zu Veränderungen im Gewebe, die die Geschmeidigkeit einschränken. Faszien neigen dazu, zu verkleben, wenn sie nicht oder einseitig beansprucht werden.

Diese Verklebungen äußern sich zunächst als Verspannungen, die man meist mit den Händen ertasten kann. Da in unserem Körper alles miteinander in Verbindung steht, beeinflussen diese Verspannungen natürlich unsere Statik und Bewegungsqualität.

Was aber hat das mit dem Piriformis zu tun? Schmerzen im Piriformis sind oft ein (Ver-) Spannungsproblem. Mit der Kugel oder Faszienrolle können Sie genau an der betroffenen Stelle selbst aktiv werden.

Faszien und Rückenschmerzen

Wissenschaftler konnten feststellen, dass bei Patienten mit chronischen Rückenschmerzen die Lumbalfaszie – das ist die große Rückenfaszie im unteren Rücken – deutlich fester und dicker ist als bei beschwerdefreien Patienten. Außerdem zeigten Studien, dass in der Rückenfaszie eine große Anzahl an Schmerzrezeptoren sitzt. Es ist also unumgänglich, beim Thema Rückenschmerzen nicht nur die Bandscheiben, sondern auch die Muskeln und Faszien zu beachten.

Rollen – was heißt das und was passiert dabei?

Das Ausrollen des Bindegewebes hat einen massageähnlichen Effekt. Ziel ist es, alte verbrauchte Bindegewebsflüssigkeit aus den Faszien herauszupressen, denn in ihr setzen sich nach und nach Stoffwechselendprodukte ab. Ist dies geschehen, kann sich das Gewebe wieder mit frischer Flüssigkeit füllen. Bildlich können Sie sich das wie einen Schwamm vorstellen, aus dem Sie Giftstoffe und Lymphflüssigkeit herauspressen. Danach füllt sich der Schwamm wieder mit neuer Flüssigkeit – so bleibt das Fasziennetz gut hydriert und geschmeidig. Auch schmerzhafte Verspannungen und Verklebungen können Sie mit Rolle und Kugel ausmassieren.

Was benötigen Sie dazu?

Eine Faszienrolle reicht vollkommen aus. Wenn Sie noch eine Kugel beziehungsweise einen Tennisball dazunehmen, können Sie hervorragend sowohl großflächig als auch gezielt an den Schmerzpunkten aktiv werden. Auf dem Markt gibt es mittlerweile ein breites Angebot an Rollen und Kugeln in verschiedenen Längen, Härtegraden und Strukturen.

Wir empfehlen, gerade wenn Sie akut betroffen sind, eine eher weichere Rolle zu wählen, damit Sie wirklich langsam und bewusst rollen können und die Schmerzrezeptoren nicht zusätzlich angefeuert werden.

Effektives Rollen

Rollgeschwindigkeit – das A und O
Wir empfehlen Ihnen, sehr langsam zu rollen. Orientieren Sie sich an Ihrer Atmung. Ein Zentimeter pro Atemzug ist ein guter Anhaltspunkt.

Schmerzhafte Bereiche – die sogenannten Triggerpunkte
Sie werden sicherlich, gerade wenn Sie punktuell mit der Kugel arbeiten, Stellen finden, die besonders schmerzhaft beziehungsweise verklebt sind. Das betrifft vor allem den Piriformis. Rollen Sie hier besonders bewusst und langsam.

Intensität – weniger ist mehr
Die Faszien sind dicht mit Schmerzrezeptoren besiedelt. Übertreiben Sie es deshalb nicht: Rollen Sie nicht über Ihre Schmerzgrenze.

Dauer – Lassen Sie sich Zeit
Da Sie langsam rollen, brauchen Sie je nach Partie zwei bis drei Minuten. Planen Sie mit ein, beide Seiten auszumassieren. Im Gegensatz zur Intensität, wo ein »zu fest« vermieden werden sollte, können Sie bei der Dauer gern etwas großzügiger sein: bis zu 5 Minuten.

Die Piriformis-Massage ist gar nicht so einfach, da der Piriformis etwas versteckt unter dem großen Gesäßmuskel liegt und nur schwer zu ertasten ist. Mit einer Faszienkugel, einem Tennis- oder Lacrosseball kommen Sie am besten an die Stelle heran, da Sie hier im Vergleich zur Rolle eine geringere Auflagefläche haben und viel punktueller das verklebte Gewebe bearbeiten können.

Mit der Rolle agieren Sie großflächiger. Der oben beschriebene Effekt des Auspressens zur Rehydration des Gewebes lässt sich auf diese Weise besser erreichen. Die Kombination aus Kugel und Rolle ist darum am sinnvollsten. Integrieren Sie beide Varianten in Ihr Training!

Wir empfehlen Ihnen, auch die weiteren hüftumgebenden Strukturen (Iliotibial-Band und Oberschenkelvorderseite) auszurollen.

Piriformis mit der Kugel ausrollen

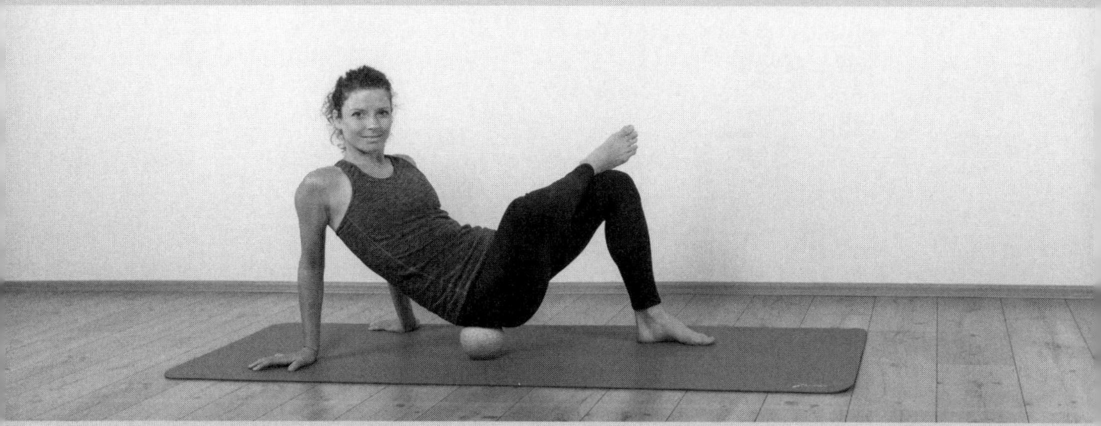

Platzieren Sie die Kugel unter der rechten Gesäßhälfte so, dass Sie mit der Kugel den seitlichen Bereich ausrollen können und nicht mit dem Sitzbein auf ihr sitzen.

Mit den Händen stützen Sie sich hinten ab. Achten Sie auf Ihre Schultern. Schieben Sie das Brustbein nach oben und die Schultern nach unten.

Rollen Sie mit kleinen, kreisenden Bewegungen den Großen und den kompletten seitlichen Gesäßmuskel aus. Sie werden feststellen, dass manche Bereiche relativ entspannt sind und andere dafür punktuell umso schmerzhafter. Bleiben Sie an diesen Stellen mal einen Moment stehen. Den Piriformis haben Sie dann wahrscheinlich recht schnell identifiziert.

Rollen Sie mit der Kugel langsam, denn der Piriformis liegt etwas versteckt. Wenn Sie schnell drüberrollen, werden Sie nicht so weit ins Gewebe hineinkommen, um den Piriformis anzusprechen.

Piriformis mit der Rolle bearbeiten

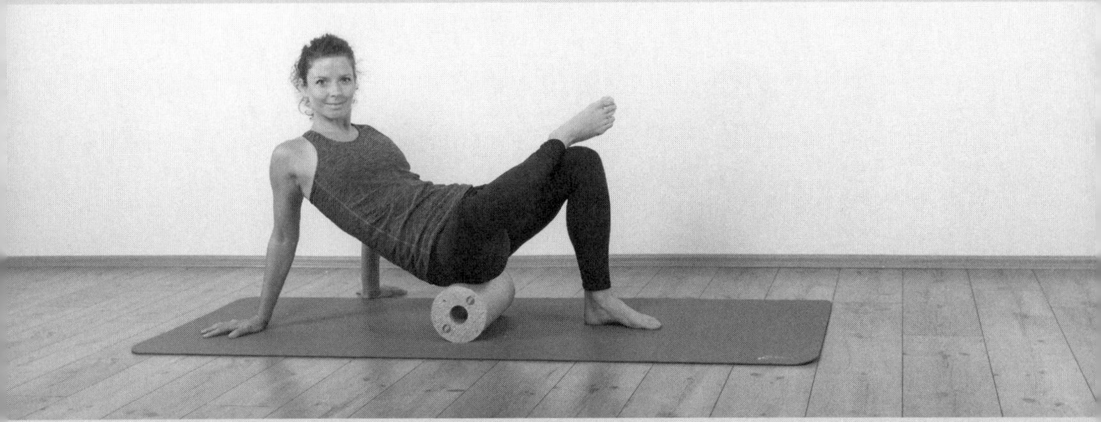

Setzen Sie sich mit aufgestellten Füßen auf eine Rolle. Mit den Händen stützen Sie sich hinten ab. Achten Sie auf Ihre Schultern. Schieben Sie das Brustbein nach oben und die Schultern nach unten.

Legen Sie den rechten Fuß auf den linken Oberschenkel und verlagern Sie das Gewicht auf die rechte Gesäßhälfte.

Rollen Sie langsam zwischen Sitzbeinhöcker und Kreuzbein vor und zurück.

Auch wenn der Piriformis mit der Rolle nicht so direkt und punktuell anzusteuern ist wie mit der Kugel, werden Sie, gerade wenn Sie akut mit Verspannung im Piriformis zu kämpfen haben, den Bereich identifizieren können. Bleiben Sie an den verspannten Stellen ruhig einen Moment sitzen und atmen Sie drei, vier Atemzüge bewusst und tief ein und aus. Anschließend langsam weiterrollen.

Oberschenkelaußenseite – das Iliotibialband

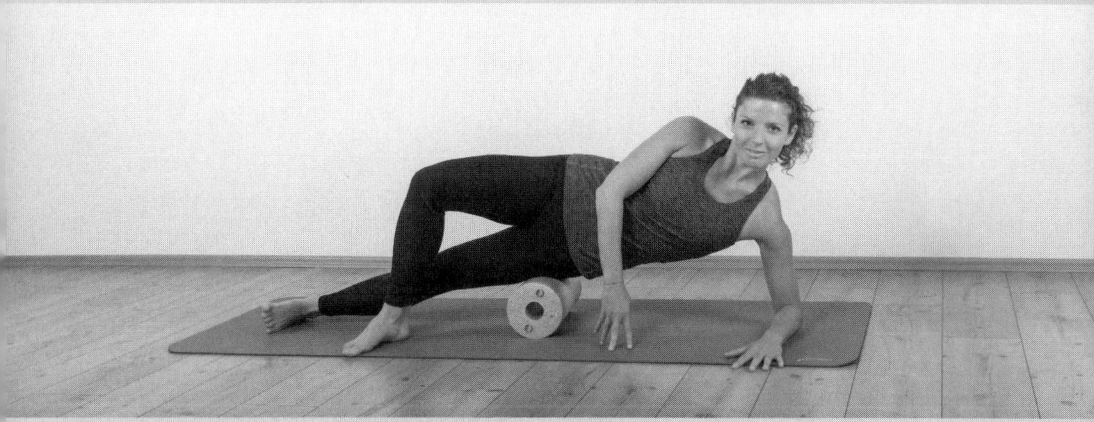

Kommen Sie im Seitstütz auf den Unterarm und platzieren Sie die Rolle unter der Oberschenkelaußenseite. Strecken Sie zunächst beide Beine aus.

Stellen Sie das obere Bein nach vorn auf. Auch die obere Hand können Sie vor dem Körper aufstellen als Stütze. Drücken Sie sich aus der stützenden Schulter heraus.

Rollen Sie die Oberschenkelaußenseite langsam zwischen Knie und Hüfte aus. Lassen Sie sich Zeit und bleiben Sie gern auf der ein oder anderen Stelle stehen oder bearbeiten diese noch speziell mit kleinen Rollbewegungen.

▷ ***Tipp:*** *Mit der Kugel an die Wand: Sollte Sie das Massieren mit der Rolle auf dem Boden zu stark schmerzen, gehen Sie mit einer Kugel/Tennisball an die Wand. Bei dieser Variante mit kleinen kreisenden Bewegungen die gesamte Außenseite abrollen. Auf diese Weise lastet deutlich weniger Gewicht auf der ausgerollten Stelle.*

Oberschenkelvorderseite

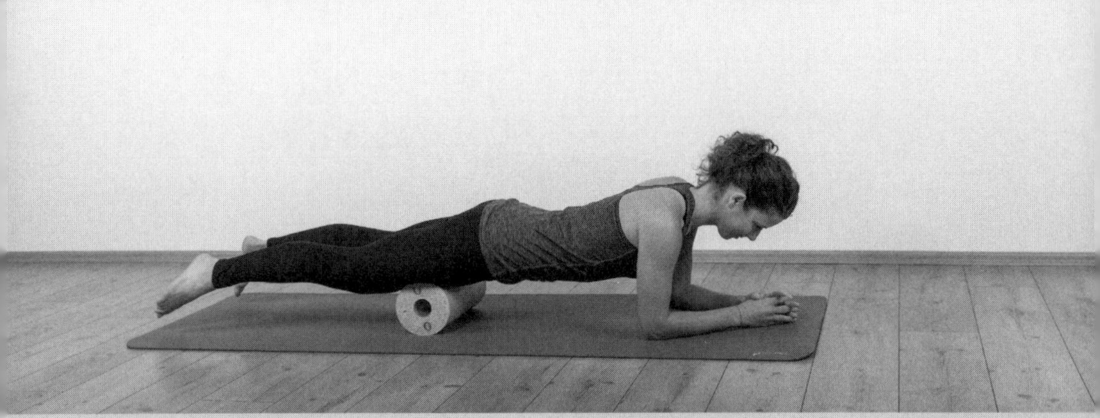

Knien Sie sich auf die Matte und legen Sie die Rolle direkt vor Ihre Knie.

Kommen Sie in den Unterarmstütz, sodass sich die Rolle jetzt unter der Oberschenkelvorderseite befindet. Aktivieren Sie die Bauchmuskulatur und halten Sie die Schultern stabil. Ihr Körper bildet eine parallele Linie zum Boden.

Schieben Sie nun den gesamten Körper aus dem Schultergelenk nach vorn, dabei rollen Sie mit der Rolle den Oberschenkel nach unten bis kurz vor das Knie – bitte nicht weiter. Von hier schieben Sie sich aus den Schultern nach hinten und wandern dann mit der Rolle in die andere Richtung.

▷ ***Tipp:** Variieren Sie die Rollbewegung: Drehen Sie die Fußspitzen während des Rollens mal nach außen und innen, um auch die äußeren und inneren Bereiche des großen Oberschenkelmuskels zu erreichen.*

Muskulatur kräftigen

Was Krafttraining alles kann

Neben den ästhetischen Aspekten hat ein regelmäßig durchgeführtes Krafttraining zahlreiche positive Effekte auf die Gesundheit:

- eine höhere Knochendichte, kräftigere Muskeln und kräftigeres Bindegewebe,
- ein geringeres Verletzungsrisiko,
- eine größere Muskelmasse und einen höheren Grundumsatz,
- eine höhere Lebensqualität,
- eine Reduktion von muskulärem Dysbalancen.

Auch bei Ischiasbeschwerden und dem Piriformis-Syndrom ist es sinnvoll, die Muskulatur zu kräftigen. Grundsätzlich ist ein regelmäßiges Krafttraining in Kombination mit Beweglichkeitstraining die beste vorbeugende Maßnahme, die Sie treffen können, um von Beschwerden verschont zu bleiben.

Im Akutfall ist es zunächst sinnvoll, die Übungen zur Lösung der Verspannung durchzuführen (ab S. 22). Hiermit werden Sie rasch Erfolg haben und die Schmerzen lindern können. Langfristig ist es jedoch wichtig, an den Ursachen des Problems zu arbeiten, und dafür ist die Kräftigung der erste Schritt.

Wir haben für Sie im folgenden Abschnitt Übungen zusammengestellt, für die Sie nichts außer Ihrem eigenen Körper und einer Matte brauchen. Zur Progression, also zur Steigerung der Intensität, nutzen wir das Miniband, was zum Training der Außenrotation und Abduktion ein super Trainingstool darstellt.

Empfehlungen zum Krafttraining

Wir haben für Sie je drei Übungen zur Außenrotation, Abduktion und Gesäßaktivierung zusammengestellt plus eine Kombinationsübung, die Außenrotation und Abduktion verbindet. Als Minimalprogramm reicht es, wenn Sie sich *aus jedem Bereich* eine Übung heraussuchen und die *Kombinationsübung* dazunehmen. Sie können allerdings auch mehrere Übungen auswählen.

Sie sollten die Übungen *zwei bis drei Mal pro Woche* absolvieren. Am besten so, dass Sie zwischendrin einen Tag Pause haben zur Regeneration.

Die Wiederholungszahl variiert je nach Übung und Trainingslevel. Bei einigen Übungen wird nicht in Wiederholungen, sondern in Zeit gerechnet. Wir geben Ihnen daher *zu jeder Übung einzeln Empfehlungen.* Meist sind es zwischen *10 und 15 Wiederholungen.* Wir empfehlen Ihnen, den *Übungssatz zwei bis drei Mal zu wiederholen.*

Die Übungsausführung sollte immer *langsam und kontrolliert* sein.

Außenrotation

Der Piriformis ist ein starker Außenrotator bei gestreckter Hüfte. Mit Übungen, bei denen der Oberschenkel in der Hüfte nach außen rotiert, erreichen Sie den Muskel am gezieltesten.

Stehend Fußzehe nach außen

Stellen Sie sich aufrecht hin. Bringen Sie Länge in den gesamten Körper.

Verlagern Sie das Gewicht auf den rechten Fuß und heben Sie den linken Fuß ganz leicht vom Boden an. Die Fußspitze zeigt dabei nach vorn.

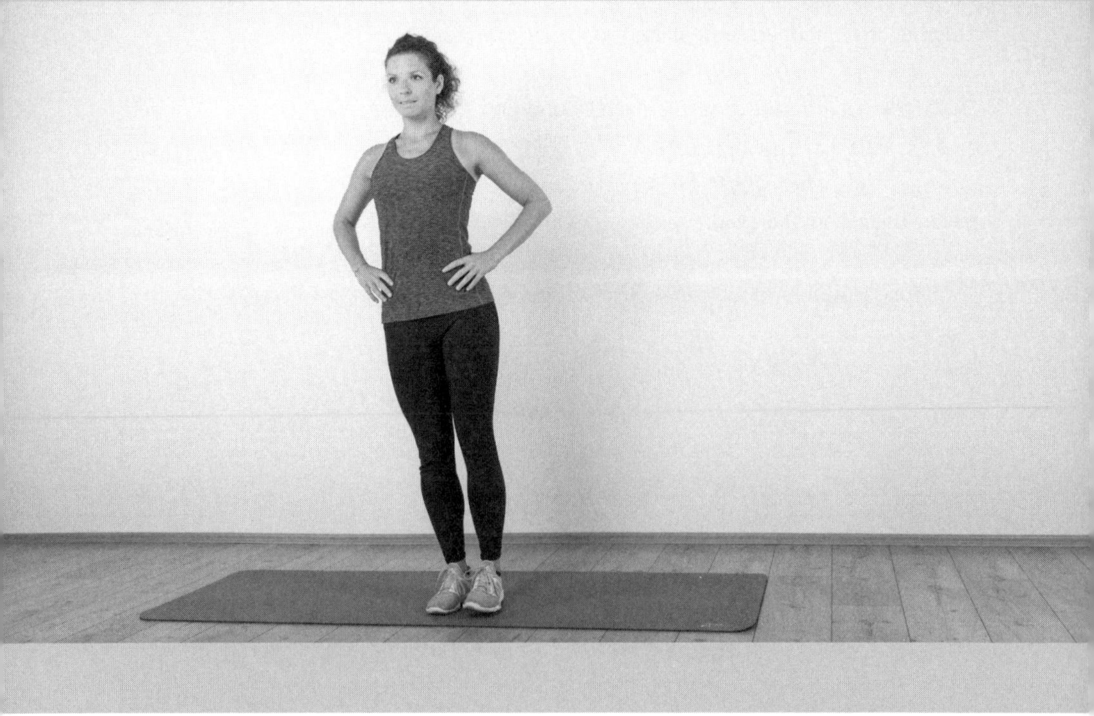

Bewegen Sie das gesamte linke Bein rotierend nach außen. Die Bewegung kommt aus der Hüfte, das Bein bleibt gestreckt. Die Fußzehen zeigen am Ende der Bewegung, je nach Beweglichkeit, nach links beziehungsweise nach vorn links. Auch das Knie zeigt zur linken Seite.

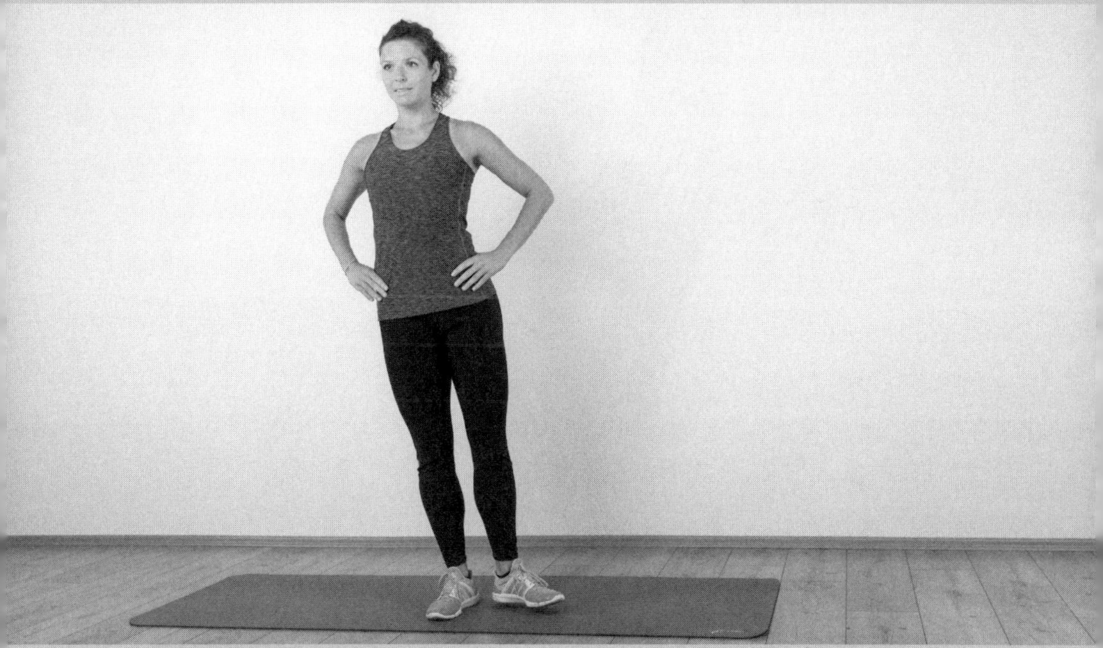

Empfehlung: 12 bis 15 Wiederholungen je Seite

Üben Sie in der Nähe einer Wand, um sich abzustützen, wenn es zu wacklig wird. Es geht primär um die Außenrotation im Hüftgelenk und weniger darum, auf einem Bein stabil zu stehen.

Baum

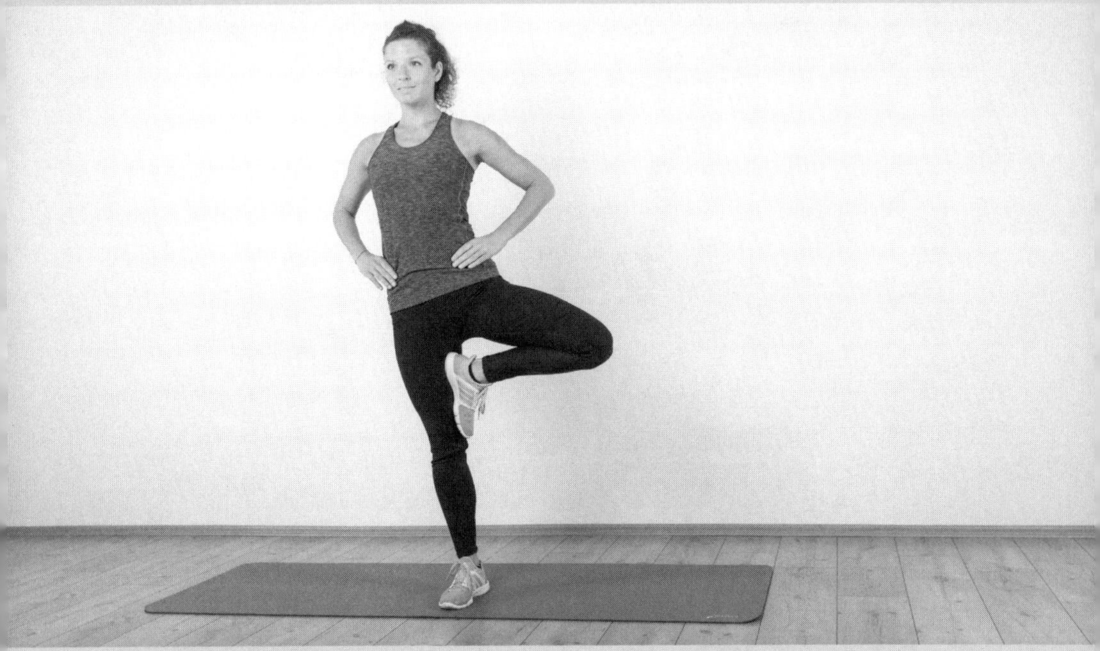

Kommen Sie in einen aufrechten Stand. Verwurzeln Sie die Füße auf der Matte und richten Sie die Fußzehen nach vorn aus.

Verlagern Sie das Gewicht auf das rechte Bein und lösen Sie den linken Fuß vom Boden. Greifen Sie mit beiden Händen das linke Knie und ziehen Sie es zum Körper heran. Der Oberkörper bleibt aufrecht und das Standbein stark und stabil.

Drehen Sie jetzt das linke Bein aus dem Hüftgelenk nach außen und legen Sie den linken Fuß an die Innenseite des rechten Oberschenkels. Drücken Sie die Fußsohle und den Oberschenkel aktiv gegeneinander.

Ziehen Sie das linke Knie nach außen, ohne dabei die Hüfte zu verdrehen. Beide Hüftknochen bleiben nach vorn ausgerichtet, während das linke Bein weiter in die Außenrotation arbeitet.

Empfehlung: 10 Atemzüge oder 45 bis 60 Sekunden halten je Seite

Sollte es Ihnen nicht möglich sein, den Fuß an der Oberschenkelinnenseite zu platzieren, setzen Sie ihn ruhig ein bisschen weiter unten an der Unterschenkelinnenseite an. Wenn Sie Probleme mit dem Gleichgewicht haben, reicht es, die Fußspitze auf dem Boden aufzustellen und das Knie nach außen zu ziehen. Wichtig ist nur, dass das Knie nach außen zeigt, Sie also die Außenrotation weiter beibehalten.

Bleiben Sie fokussiert. Suchen Sie sich einen festen Punkt, auf den Sie Ihre ganze Aufmerksamkeit richten. Sie werden deutlich stabiler stehen.

Seitlage mit angewinkelten Knien

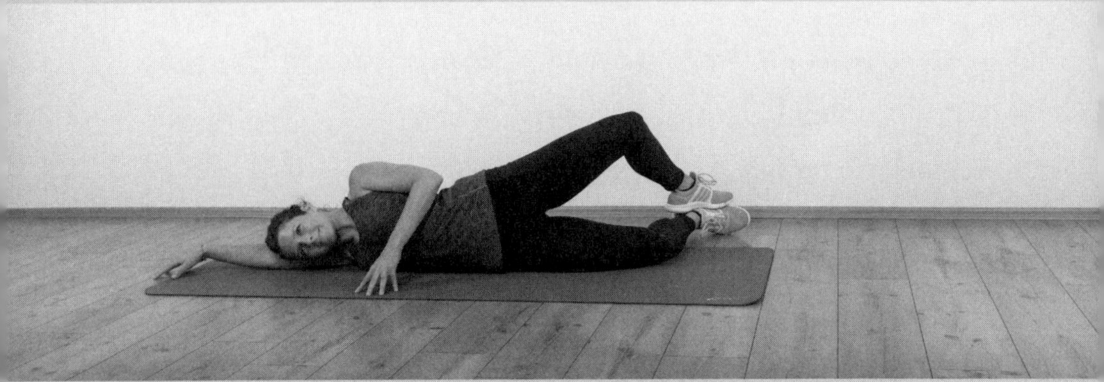

Kommen Sie in die Seitlage. Winkeln Sie die Knie um 90 Grad an, sodass die Füße hinter Ihnen liegen. Die Hüfte bleibt gestreckt. Den Oberkörper können Sie entspannt auf dem unteren Arm ablegen. Mit dem oberen Arm stabilisieren Sie sich seitlich.

Heben Sie das rechte Knie nach oben an. Die Füße bleiben geschlossen; die Fußinnenkanten berühren sich während der gesamten Übung.

Dann senken Sie das Knie wieder ab und wiederholen das Anheben des Knies.

Empfehlung: 10 bis 12 Wiederholungen je Seite

Um den Piriformis als starken Außenrotator zu erreichen, ist es unerlässlich, die Füße während der gesamten Übung zusammenzuhalten. Ein weiteres Detail, das Sie beachten sollten, ist die gestreckte Hüfte. Der Piriformis entwickelt das größte Potenzial seiner Kraft in der Außenrotation bei gestreckter Hüfte.

▷ ***Tipp:** Mit einem Miniband (siehe S. 84) können Sie den Widerstand erhöhen, um ein größeres Kraftniveau zu erreichen. Das Miniband wird bei dieser Übung am Oberschenkel, kurz oberhalb des Knies, angebracht. Es reichen erst einmal 10 Wiederholungen je Seite.*

Abduktion

Unter der Abduktion versteht man das Abspreizen des Beins nach außen, also weg von der Körpermitte. Der Piriformis ist kein klassischer Abduktor, er unterstützt allerdings die Muskeln, die für die Abduktion zuständig sind.

Beinheben im Vierfüßler

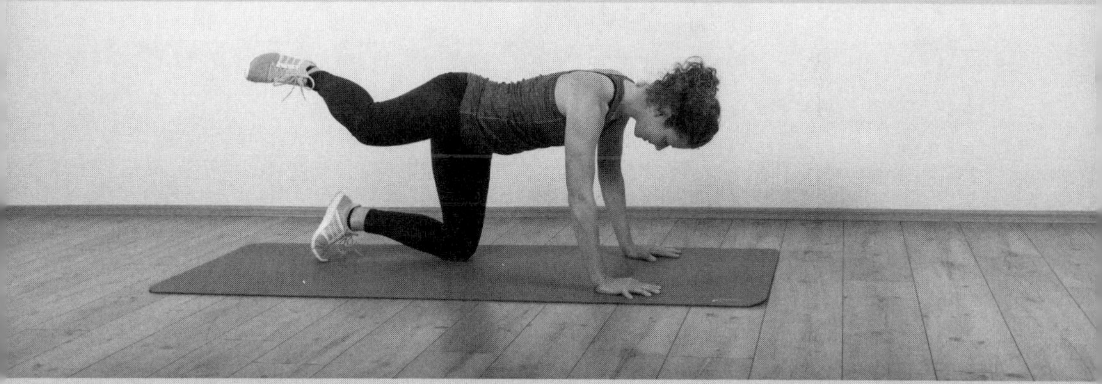

Kommen Sie in den Vierfüßlerstand. Platzieren Sie die Hände direkt unter den Schultern und die Knie unter den Hüften. Verankern Sie die Hände auf der Matte, damit Ihre Schultern stabil bleiben. Bringen Sie Länge in die Wirbelsäule. Der Kopf befindet sich in Verlängerung zur Halswirbelsäule.

Spreizen Sie das rechte Bein seitlich ab. Das Knie bleibt im rechten Winkel. Kommen Sie so weit nach oben, wie es Ihre Beweglichkeit zulässt.

Am höchsten Punkt zeigen die Fußzehen nach außen. Beide Schultern sind auf einer Höhe und das Becken bleibt in seiner neutralen Position.

Empfehlung: 12 Wiederholungen je Seite

Sitzende Presse

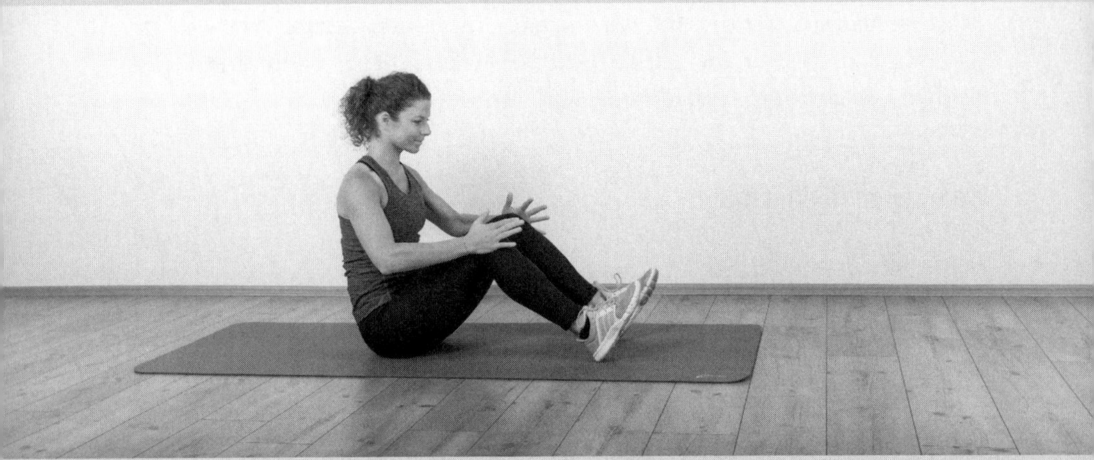

Führen Sie die sitzende Presse als eine isometrische Übung aus.

Setzen Sie sich mit aufgestellten Füßen auf die Matte. Die Knie sind hüftbreit geöffnet.

Legen Sie die Handflächen an die Außenseite der Oberschenkel kurz oberhalb des Knies. Üben Sie mit den Handflächen von außen nach innen Druck aus. Halten Sie mit den Beinen dagegen, damit die Knie den hüftbreiten Abstand beibehalten.

Arbeiten Sie mit den Beinen nach außen. Üben Sie kontinuierlich Druck von innen aus.

Empfehlung: Führen Sie die Übung 45 Sekunden durch. Lösen Sie jedoch zwischendrin immer mal kurz die Spannung.

Achten Sie auf Ihre Atmung. Durch den konstanten Druckaufbau passiert es schnell, dass man den Atem anhält. Atmen Sie stets weiter und machen Sie zwischendrin kurze Pausen.

Isometrisch trainieren

»Isometrisch« leitet sich ab aus »iso«, also gleich, und »metrisch«, das bedeutet, das Maß betreffend. Bei einer isometrischen Übung bleibt die Länge des Muskels bei der Kontraktion gleich, das heißt, es findet keine Bewegung der Gelenke statt. Es wird ausschließlich Haltearbeit verrichtet. Die Muskulatur wird durch Druck- oder Zugübungen statisch aktiviert.

Natürlich sollte Krafttraining nicht nur aus isometrischen Übungen bestehen, aber gerade für kleine Pausen sind solche Übungen super geeignet, um ganz gezielt einzelne Muskelgruppen anzusteuern.

Stehend ein Bein heben

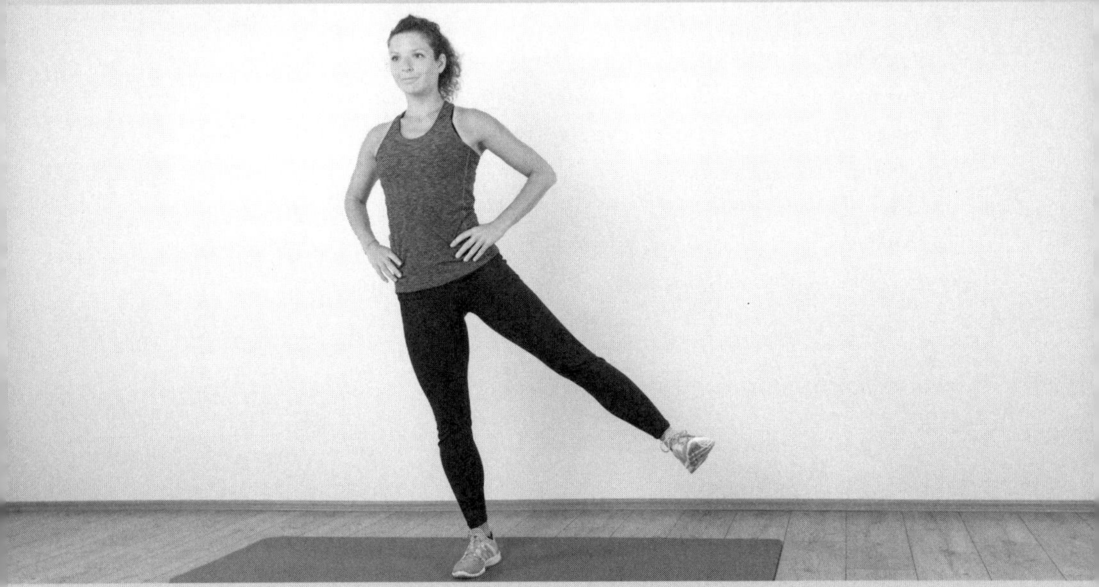

Stellen Sie sich aufrecht hin und verlagern Sie das Gewicht auf das rechte Bein. Beugen Sie das rechte Bein leicht an. Stellen Sie die linken Fußzehen nach außen auf, sodass jetzt der Großteil des Gewichts auf dem Standbein rechts lastet.

Lösen Sie die linke Fußspitze vom Boden. Schieben Sie die Ferse weit von sich weg. Das linke Bein nach oben anheben, soweit es die Kraft und die Beweglichkeit in der Hüfte zulassen.

Am höchsten Punkt zeigt die Fußspitze nach vorn. Die Ferse ist der am weitesten von Ihnen entfernte Punkt. Die Hüfte bleibt neutral ausgerichtet. Das heißt, beide Hüftknochen befinden sich auf einer Höhe. Die Haltung bleibt aufrecht.

Dann senken Sie das Bein wieder langsam und kontrolliert ab bis kurz über den Boden und heben es wieder an.

Empfehlung: 15 Wiederholungen je Seite

Progression mit Miniband

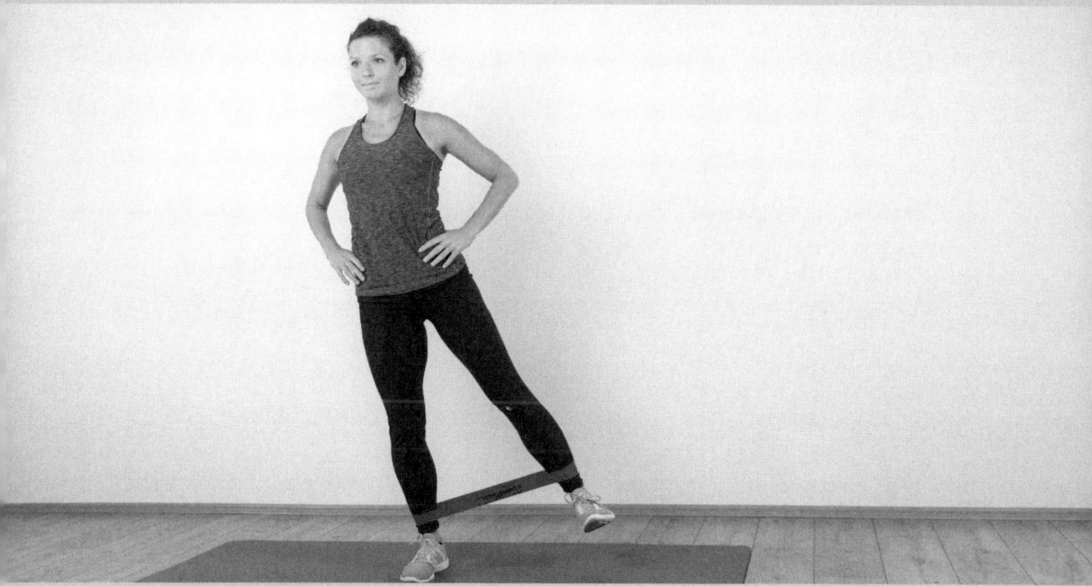

Wenn Sie den Widerstand beim Abspreizen des Beins erhöhen möchten, bietet sich das Miniband an. Platzieren Sie das Band oberhalb der Knöchel. Achten Sie darauf, dass es glatt aufliegt und nicht verdreht ist. Die Übungsausführung ist die gleiche wie gerade beschrieben. Sie spreizen das Bein ab und bringen dadurch das Miniband auf Spannung. Zu den Komponenten Schwerkraft und Eigengewicht kommt nun auch noch der Widerstand gegen das Band dazu.

Empfehlung: 10 bis 12 Wiederholungen pro Seite

Das Miniband – ein kleines, effektives Trainings-Tool

Das Miniband ist ein in sich geschlossenes, breites Gummiband, das es in verschiedenen Stärken gibt. Weil es klein, leicht und günstig ist, ist es ein super Trainingsgerät für zu Hause und unterwegs. Mit ihm kann man ganz einfach in vielen Übungen den Widerstand, also die Schwierigkeit, erhöhen.

Das Miniband ist mittlerweile aus dem Therapie- und Leistungssportbereich im Fitness- und Gesundheitsbereich angekommen.

Kombiübung Außenrotation plus Abduktion

Die folgende Übung kombiniert die Außenrotation und die Abduktion miteinander und ist daher besonders intensiv und effektiv.

Liegende Hüftabduktion mit gestrecktem Beim in Kombination mit Außenrotation

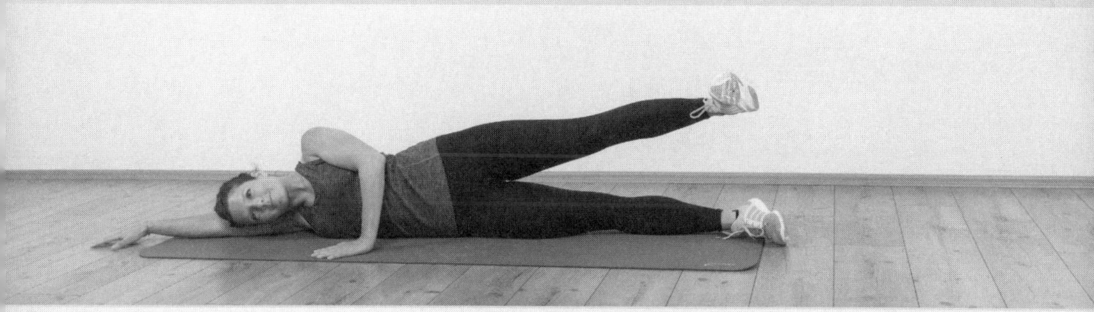

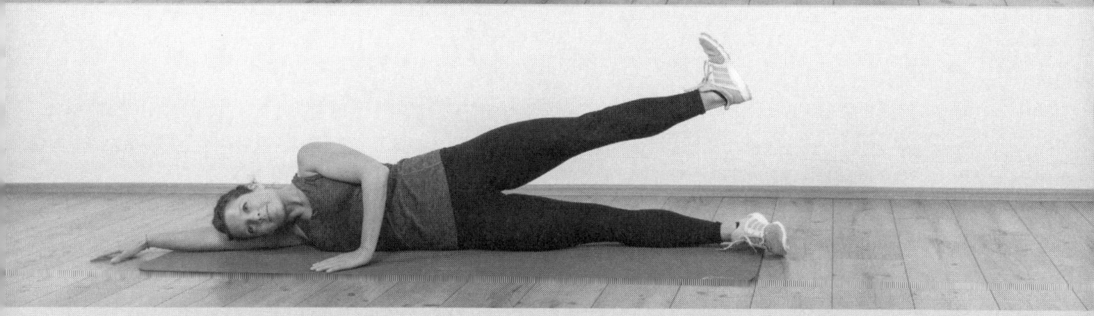

Legen Sie in der Seitenlage gestreckt ab, sodass sich der Körper in einer Linie befindet und das Becken senkrecht aufgestellt ist.

Den Kopf können Sie entspannt auf dem unteren Arm ablegen und sich mit dem freien Arm vorn abstützen. Bringen Sie Spannung in den ganzen Körper.

Heben Sie das obere Bein gestreckt um rund 45 Grad an. Schieben Sie die Ferse weit von sich weg. Die Fußzehen schauen nach vorn. Diese Bewegung nennt man Abduktion. Sie führen das Bein vom Körper weg.

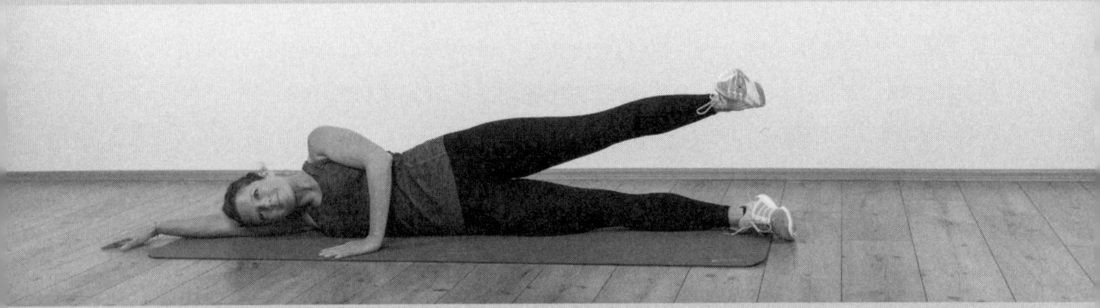

Drehen Sie nun das Bein nach außen, sodass die Fußspitze fast senkrecht nach oben zeigt. Ihr Bein bleibt weiterhin komplett gestreckt. Sie sind hier in der Außenrotation.

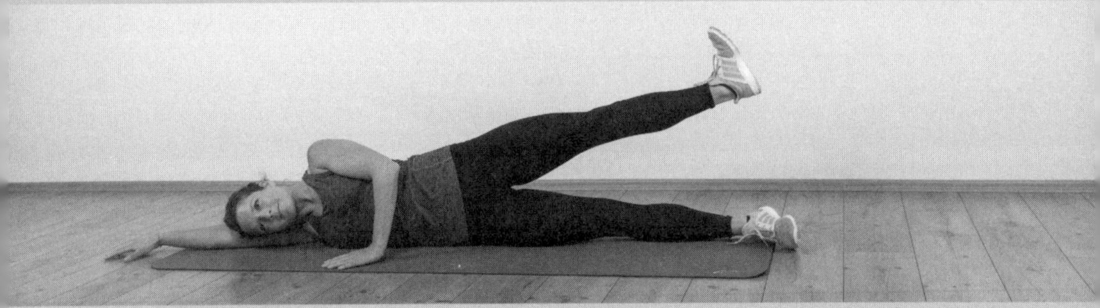

Drehen Sie anschließend das Bein wieder nach innen, um in die Abduktionsposition zu kommen.

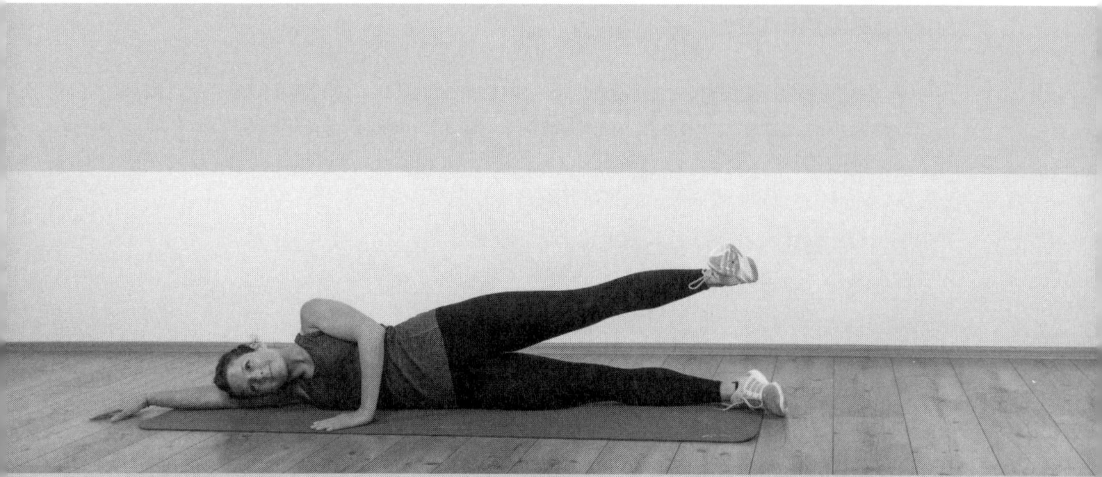

Das Bein wieder absenken.

Anheben – nach außen rotieren – wieder zurück in die Abduktion – absenken. Wiederholen Sie diese Sequenz mehrfach. Achten Sie dabei darauf, alle Positionen sauber auszuführen.

Empfehlung: 10 bis 12 Wiederholungen je Seite

Achten Sie während der gesamten Übungsausführung darauf, dass das Becken senkrecht aufgestellt bleibt und nicht nach vorn und hinten kippt.

Gesäßaktivierung

Mit den folgenden Übungen sprechen wir ganz gezielt die Gesäßmuskulatur an. Die Gesäßmuskulatur setzt sich aus mehreren Muskeln zusammen:

großer Gesäßmuskel (Musculus gluteus maximus),
mittlerer Gesäßmuskel (Musculus gluteus medius),
kleiner Gesäßmuskel (Musculus gluteus minimus).

Alle gemeinsam arbeiten mit der Hüftmuskulatur, also auch dem Piriformis, zusammen. (siehe Kapitel »Piriformis-Syndrom bei Sportlern«, S. 99).

Der große Gesäßmuskel ist der größte und einer der stärksten Muskeln unseres Körpers. Doch wegen unseres immer bewegungsärmeren Lebensstils, insbesondere des vielen Sitzens, wird unsere Gesäßmuskulatur fortwährend schwächer. Je weniger wir eine Muskulatur aktiv ansprechen, umso größer die Gefahr, dass unser Körper verlernt, diese Muskulatur anzusteuern. Hierbei spielt das Nervensystem eine wichtige Rolle. Die folgenden Übungen sollen helfen, die Gesäßmuskeln als Partner der Hüftmuskeln fit zu halten.

Diagonales Aufspannen im Vierfüßlerstand

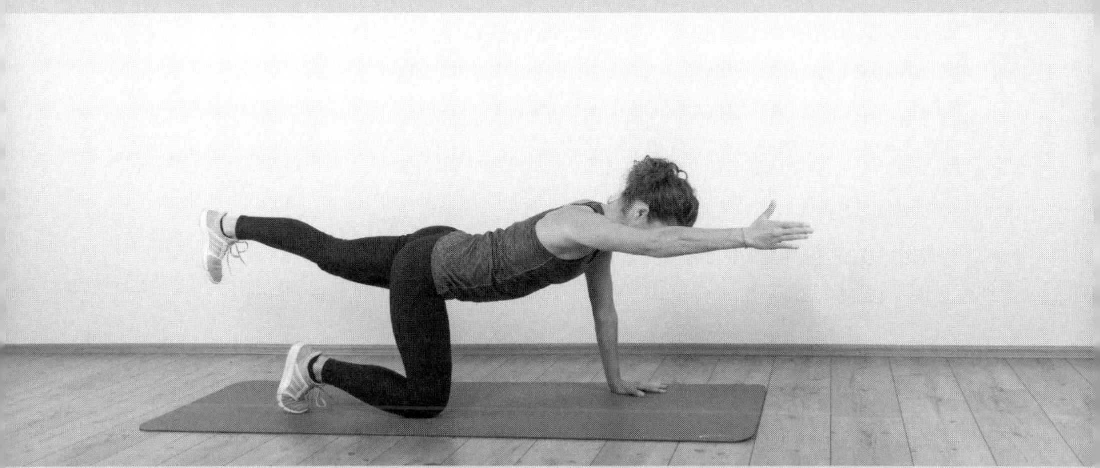

Kommen Sie in den Vierfüßlerstand. Stellen Sie die Hände direkt unter die Schultern und die Knie unter die Hüften. Verankern Sie die Hände auf der Matte, damit Ihre Schultern stabil bleiben. Bringen Sie Länge in die Wirbelsäule. Der Kopf befindet sich in Verlängerung zur Halswirbelsäule.

Strecken Sie zeitgleich den rechten Arm nach vorn und das linke Bein nach hinten, sodass Arm, Oberkörper und Bein eine parallele Linie zum Boden bilden. Ziehen Sie sich in die Länge. Die Fingerspitzen weit nach vorn und die Ferse weit von sich wegschieben. Durch dieses Aufspannen bekommen Sie Stabilität.

Heben Sie mit kleinen Bewegung das hintere Bein ein Stück an und senken es wieder ab. Die Fußspitze zeigt dabei immer nach unten.

Empfehlung: 30 Sekunden halten je Seite oder 15 Mal das Bein leicht anheben

Dynamische Übungsvariation

Heben Sie den rechten Arm und das linke Bein an und setzen Sie beides gleich wieder ab. Dann direkt der Wechsel auf die andere Seite. Linken Arm und rechtes Bein anheben. Auch hier wieder absetzen und wieder auf die andere Seite wechseln. Wenn Sie möchten, verbinden Sie die Bewegung mit der Atmung: Einatmend Arm und Bein heben und mit dem Ausatmen absenken.

Kniebeuge auf dem Balance Pad

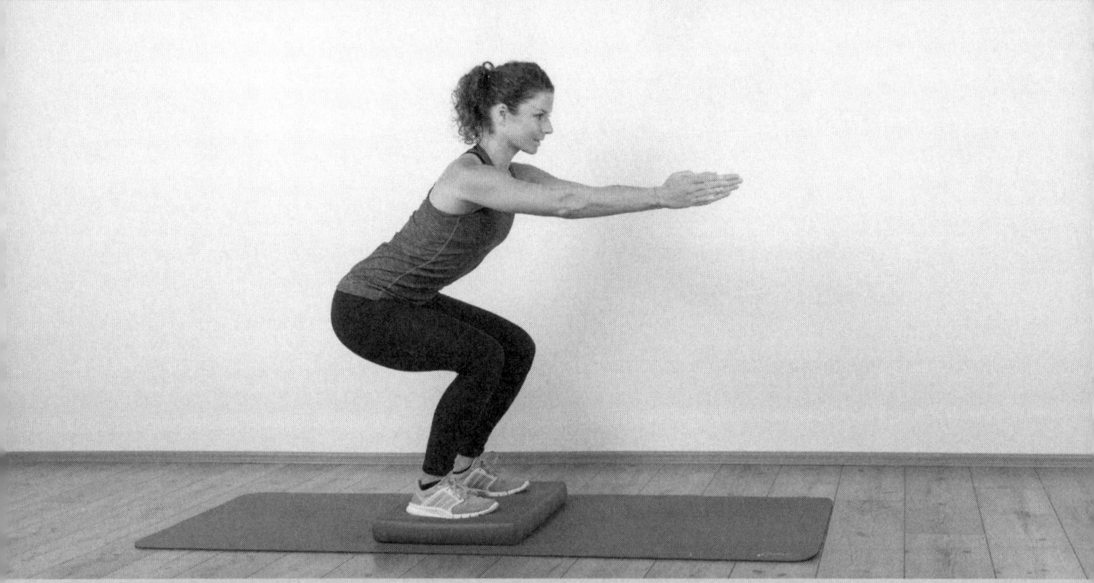

Die Kniebeuge führen wir auf einer instabilen Unterlage aus. Ziel ist es, das neuromuskuläre Zusammenspiel der Muskulatur zu fordern. Sie können die Kniebeuge natürlich auch auf stabiler Unterfläche ausführen. Die Aktivierung der Gesäßmuskulatur zeigt auch dabei Wirkung.

Kommen Sie in einen aufrechten, schulterbreiten Stand. Die Fußzehen zeigen nach vorn.

Setzen Sie sich mit dem Gesäß nach hinten unten ab, bis sich die Oberschenkel parallel zum Boden befinden. Die Knie sind auf Höhe oder hinter den Fußspitzen, damit die Kniegelenke weniger belastet werden. Den Oberkörper mit gestreckter Wirbelsäule leicht nach vorn neigen und die Arm nach vorn austrecken.

Kommen Sie wieder nach oben zurück. Aktivieren Sie beim Hochkommen bewusst die Gesäßmuskulatur. Knie nicht ganz durchstrecken und dann wieder nach unten absetzen.

Empfehlung: 15 Wiederholungen

Tipp: Auch bei dieser Übung können Sie mit dem Miniband arbeiten, um neben dem großen Gesäßmuskel zusätzlich die Abduktoren und den seitlichen Gesäßmuskel anzusprechen. Platzieren Sie dazu das Miniband knapp oberhalb der Knie am Oberschenkel.

Brücke mit Miniband

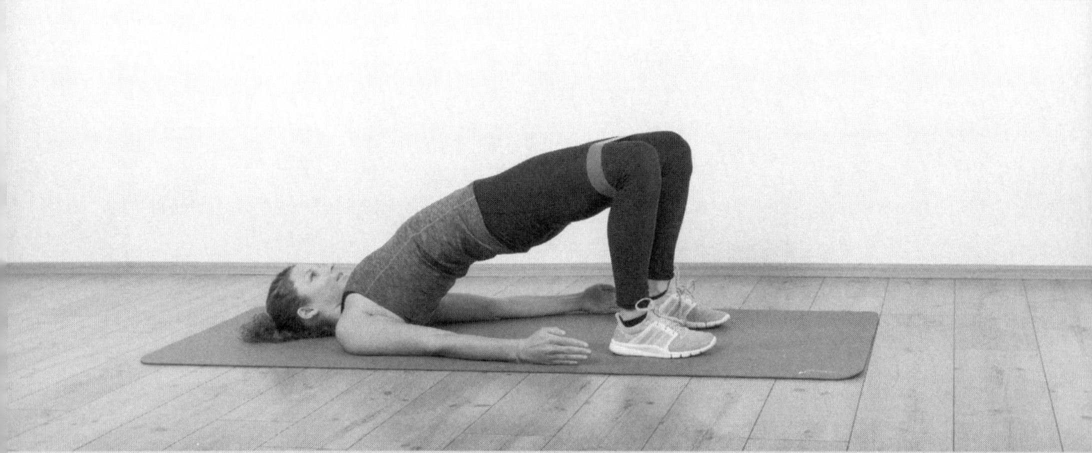

Bei dieser Übung nutzen wir als zusätzliches Tool das Miniband. Wird es am Oberschenkel angelegt, nutzen wir den Widerstand, um die Abduktionskraft, also das Abspreizen der Beine, zu trainieren. Sie können die Übung natürlich auch ohne das Miniband ausführen.

Kommen Sie in die Rückenlage. Stellen Sie die Füße hüftbreit zum Gesäß heran. Auch die Knie sind hüftbreit geöffnet. Platzieren Sie das Miniband mittig um den Oberschenkel. Legen Sie den Oberkörper entspannt ab. Die Arme liegen seitlich am Körper.

Heben Sie das Becken nach oben, bis sich am höchsten Punkt Schultern, Becken und Knie in einer diagonalen Linie befinden. Aktivieren Sie nun die Gesäßmuskulatur und schieben Sie die Hüftknochen weit nach oben.

Richtiges Sitzen

Vieles und falsches Sitzen ist eine der häufigsten Ursachen für Schmerzen im Rücken. Dies gilt auch für das Piriformis-Syndrom. Langes und verkrampftes Sitzen ist eine seiner Hauptursachen.

Der moderne Mensch

In unserem Alltag werden die meisten Tätigkeiten sitzend bewältigt. Wir sitzen morgens im Auto oder in der Bahn, um zum Arbeitsplatz zu kommen. Wir arbeiten sitzend am Schreibtisch. Auch die Mittagspause verbringen wir sitzend beim Essen, um dann wieder am Schreibtisch zu sitzen. Nach Hause geht es auch wieder sitzend im Auto oder der Bahn. Und wenn man dann nach einem anstrengenden Arbeitstag endlich zu Hause ist, freut man sich auf ein gutes Essen und ein paar Stunden auf der Coach – natürlich auch sitzend.

Sie sehen, wir verbringen sehr viel Lebenszeit sitzend, obwohl unser Köper gar nicht dazu gemacht ist: Er ist ausgerichtet auf das Leben unserer Vorfahren, das von schwerer körperlicher Arbeit und vielen zu Fuß bewältigten Kilometern gekennzeichnet war. Die optimale Lösung wäre natürlich die Umgestaltung unserer Haltungsmuster, leider ist das in den meisten Fällen nicht möglich. Deshalb sollten wir darauf achten, dass wir zumindest richtig sitzen.

Die Meister im Sitzen

Erwachsene in den Industrieländern sitzen durchschnittlich 50 bis 60 Prozent des Tages. Das heißt, von den 15 bis 18 Stunden, die wir wach sind, verbringen wir 8 bis 12 Stunden sitzend. Wie viele Stunden sitzen Sie täglich? Schreiben Sie mal für zwei bis drei Tage ein »Sitzprotokoll«. Sie werden überrascht und vielleicht auch erschrocken sein, wie viele Stunden Sie sitzen.

Der Piriformis leidet

Beim Sitzen üben wir einen konstanten Druck auf den Piriformis aus. Daraus entsteht ein Stoffwechseldefizit in der Muskulatur, was zu Verkrampfungen und Verkürzungen in diesem Bereich führt. Sie müssen sich vorstellen, dass der Muskel bei langem Sitzen unter einer permanenten Kontraktion steht, was auf Dauer zu pathologischen Veränderungen führt (Verspannungen).

Es ist jedoch nicht nur der Piriformis, der unter dieser Haltung leidet. Auch die Muskulatur an der Oberschenkelrückseite, die sogenannte Ischiocrurale Muskulatur (Musculus biceps femoris, Musculus semimembranosus und Musculus semitendinosus), neigt zu reversiblen Verkürzungen. Die Hüftbeugemuskulatur und die Bauchmuskulatur werden abgeschwächt, was nicht nur im Sitzen, sondern langfristig auch im Stehen und beim Laufen zu einer unnatürlichen Ausrichtung der Wirbelsäule führt.

Achtung, Männer, nicht auf dem Geld sitzen!

Viele Männer tragen ihre Geldbörse in den hinteren Hosentaschen – beim Gehen und Stehen ist das kein Problem, beim ständigen Sitzen auf dem Geldbeutel wird der Piriformis allerdings umso mehr gereizt und zusammengepresst.

Richtiges Sitzen

Grundsätzlich sollten Sie darauf achten, dass Sie die Sitzposition so oft wie möglich verändern. Drei bis viermal in der Stunde wäre hervorragend, damit sich der Körper immer wieder auf neue Belastungen einstellt. Sich mal in den Stuhl zu lümmeln ist also durchaus erlaubt, solange Sie zwischendrin auch wieder mal aufrecht sitzen.

Wenn Sie Ihren Arbeitsplatz optimal einrichten möchten, empfehlen wir, folgende Punkte zu beachten:

Die Sitzfläche des Stuhls sollte ungefähr auf Höhe der Kniekehlen sein. Ober- und Unterschenkel sollten mindestens einen 90-Grad-Winkel bilden, eher sogar etwas größer: 100 bis 110 Grad. Auf einer leicht abfallenden Sitzfläche können Sie das Becken besser aufrichten.

Nutzen Sie die gesamte Sitzfläche sowie die Rückenlehne aus. Setzen Sie sich aufrecht hin, sodass mindestens Zweidrittel der Oberschenkel auf der Sitzfläche aufliegen.

Der Tisch hat die optimale Höhe, wenn die Tastatur in etwa auf Höhe der Ellenbogen liegt. Ihren Monitor sollten Sie so ausrichten, dass die Bildschirmoberkante ungefähr auf Höhe der Augen ist und Sie aufrecht und gerade auf ihren Bildschirm blicken können.

Grundsätzlich empfiehlt es sich, das Becken beim Sitzen aufzurichten, also einen Rundrücken zu vermeiden. Wie oben aber schon erwähnt, ist es durchaus empfehlenswert, zwischendrin auch mal entspannt herumzulümmeln.

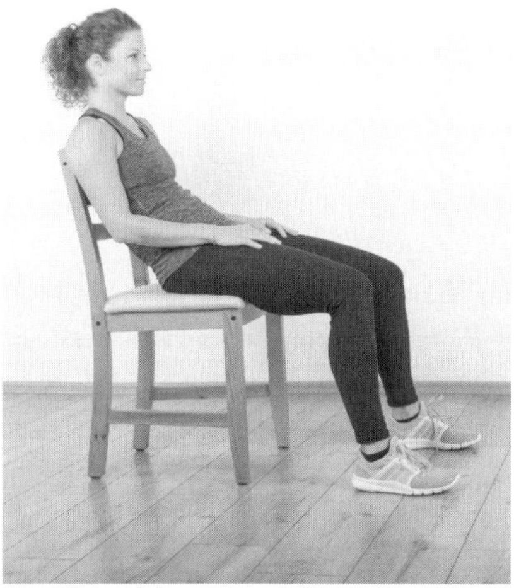

Das Becken ist nach hinten gekippt, dadurch entsteht ein unphysiologischer Druck auf die Bandscheiben im Lendenwirbelbereich. Die Brustwirbelsäule kommt in eine überdurchschnittliche Krümmung

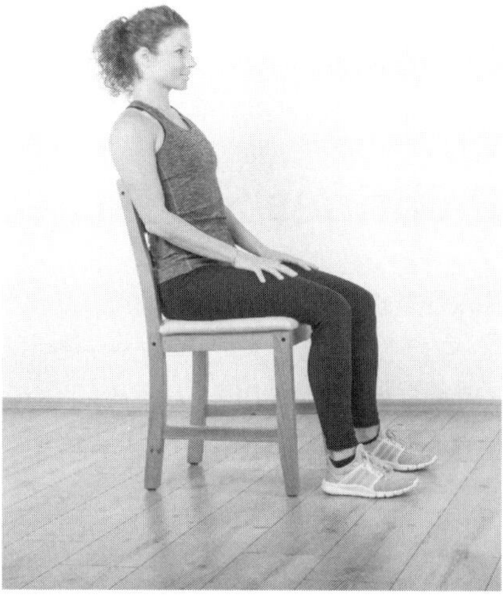

Das Becken ist aufrecht, und die Wirbelsäule ist aufgerichtet und in ihrer natürlichen S-Kurve, so werden die Kräfte optimal verteilt.

Begleitende Maßnahmen

Die Behandlung des Piriformis-Syndroms erfordert viel Geduld und Durchhaltevermögen. Es kann mehrere Wochen, manchmal sogar Monte dauern, bis die Symptome komplett abgeklungen sind. Dieses Buch verfolgt einen bewegungsorientierten Behandlungsansatz, nichtsdestotrotz kann die Heilung durch verschiedene begleitende Maßnahmen unterstützt werden:

Schmerz- und entzündungshemmende Medikamente

Im Akutfall verschreiben Ärzte oft als ersten Schritt schmerzlindernde und entzündungshemmende Medikamente wie Diclofenac, Ibuprofen und Coxibe. Diese sogenannten NSAR (nicht-steroidale Antirheumatika) sind frei verkäuflich und führen recht schnell zu einer Schmerzreduktion. Doch bei längerfristiger Anwendung ist Vorsicht geboten: zum einen wegen der Nebenwirkungen und zum anderen weil es in keinem Fall zur Ursachenbekämpfung und somit zur langfristigen Lösung des Problems beiträgt. Kurzfristig können die Medikamente aber für Entlastung sorgen.

Akupunktur

Die Akupunktur ist ein Teilbereich der Traditionellen Chinesischen Medizin (TCM). Der Körper wird dabei als Energiekörper betrachtet, der von verschiedenen Energiebahnen durchzogen ist, die die Lebensenergie im ganzen Körper verbreiten. Auf diesen Bahnen sitzen verschiedene Akupunkturpunkte, die lokal stimuliert werden, um Blockaden zu lösen.

Akupunktur kann den Heilungsprozess und die Suche nach den Ursachen beim Piriformis-Syndrom unterstützen.

Osteopathie

Die Osteopathie ist der Alternativmedizin zuzuordnen. Sie betrachtet den Körper als eine Funktionseinheit, die grundsätzlich zur Selbstregulation fähig ist.

Osteopathen arbeiten in erster Linien mit dem Bindegewebe, den Faszien, die im Körper alles mit allem verbinden. Mit einer speziellen Faszientechnik können bei einer Bindegewebsmassage Spannungszustände des Muskel-Faszien-Systems aufgespürt und gelöst werden.

Ultraschall

Die Ultraschalltherapie ist ein alternatives Therapieverfahren. Hierbei werden schnell aufeinanderfolgende Schallwellen direkt auf den Körper übertragen. Dies bewirkt eine Gewebelockerung.

Wärme oder Kälte

Bei Verspannungen der Muskulatur kann Wärme sehr wohltuend sein, um die verhärteten Strukturen zu lösen. Saune, Vollbad oder Wärmekissen sind dafür besonders geeignet.

Bei Entzündungen des Nervs sollten Sie allerdings auf Kälte setzen. Dafür gilt es vorab abzuklären, ob die Schmerzen auf eine muskuläre Verspannung oder auf eine Entzündung infolge der Nervenreizung zurückzuführen sind.

Kinesio-Taping

Gerade im Akutfall kann die Behandlung mit einem Tape schnelle Schmerzlinderung verschaffen. Die Tapes sind gut beweglich, elastisch und atmungsaktiv. Anders als beim klassischen Taping, bei dem es darum geht, Bewegung einzuschränken, wirkt das Kinesio-Taping über die Physiologie der Haut.

Das Tape hebt die obere Hautschicht an, sodass das Blut besser in die verletzten Regionen fließen kann. Dadurch wird die Reaktion der Blutgefäße und der Nerven verbessert. Außerdem wird das Gewebe, auf dem das Kinesio-Tape liegt, besser mit Sauerstoff versorgt. Die Schlackenstoffe im Gewebe werden schneller entsorgt, und die Ermüdungsstoffe in der Muskulatur werden beschleunigt abgebaut. Das Kinesio-Tape fördert auf diese Weise eine bessere Revitalisierung, also eine Wiederbelebung, der Gewebe.

Piriformis-Syndrom bei Sportlern

Vom Piriformis-Syndrom sind keineswegs nur die Vielsitzer betroffen. Neben der Unter- und Fehlbelastung kann auch die Überbelastung oder eine Mischung aus mehreren Komponenten zu schmerzhaften Folgen führen.

Nicht selten trifft es Läufer oder Triathleten. Durch schlechte Lauftechnik, hohe Trainingsumfänge und zu schnelle Steigerung der Trainingsumfänge wird der Piriformis übermäßig beansprucht. Auch Geländeunterschiede oder das Laufen in alten Schuhen üben Stress auf sowieso schon belastete Strukturen aus. Gerade wer in seiner Sportart hohe Trainingsumfänge absolviert, verliert neben dem Laufen, Radfahren oder Schwimmen häufig das allgemeine Krafttraining aus den Augen.

Wenn die primär arbeitenden Muskeln ermüden, müssen die kleineren Hilfsmuskeln wie der Piriformis härter arbeiten, um Fehlbelastungen zu vermeiden. Doch auch dessen Grenzen sind irgendwann erreicht – und dann reagiert auch dieser mit Verspannungen, Reizungen oder gar Entzündungen.

Laufpensum nicht zu schnell steigern

Als Faustregel gilt: Das Laufpensum pro Woche um nicht mehr als 10 Prozent erhöhen – das gilt für Laufanfänger genauso wie für ambitionierte Sportler. Je weniger Zeit der Körper hat, sich an Belastungen zu gewöhnen, umso anfälliger wird er für Verletzungen.

Folgende externe Risikofaktoren sollten Sie als Läufer beachten:

- zu großes Laufpensum,
- zu schnelles Erhöhen des Trainingsumfangs,
- schlechte Lauftechnik,
- abgenutzte Schuhe,
- dauerhaftes Laufen auf geneigten Flächen.

Wenn Sie möglichst viele dieser externen Problempunkte ausschließen können, haben Sie es in der Hand, internen Gefahren wie Fehlhaltungen und muskulären Dysbalancen vorzubeugen, und zwar mit einer Kräftigung der Hüft- und Beckenmuskulatur.

Studien beweisen, dass mehr Hüftkraft deutlich zu einer Verringerung von Laufverletzungen führt. Speziell bei Knieproblemen macht es Sinn, an der Stabilisierung der Hüfte zu arbeiten, um die Beschwerden zu lindern. Darüber hinaus kann die Vergrößerung der Schrittlänge, die mit einer Steigerung der Hüftkraft einhergeht, auch zu einer Leistungssteigerung führen.

Im Übungsteil des Buchs (ab S. 20) finden Sie Übungen zur Kräftigung der hüftstabilisierenden Muskulatur.

Iliotibialband-Syndrom (ITBS) – ein häufiges Läuferleiden

Das Iliotibialband-Syndrom, häufig auch als »Läuferknie« bezeichnet, macht sich durch stechende Schmerzen an der Außenseite des Knies bemerkbar. Auch in diesem Fall hilft es, die Rumpf- und Hüftmuskulatur zu kräftigen. Denn die Ursache für das schmerzhafte Leiden ist meist eine Abschwächung des kleinen Gesäßmuskels, auch Dysbalancen zwischen beiden Seiten finden sich häufig. Zudem ist es sinnvoll, die Oberschenkelaußenseite mit der Faszienrolle auszurollen (siehe S. 69) und den Bereich zu dehnen (siehe Kapitel »Verspannungen lösen«, S. 22).

Bewusste Bewegung ist die beste Vorbeugung und Therapie

Dr. Torsten Pfitzer ist Experte auf dem Gebiet ganzheitlicher Schmerzbehandlung mit Praxis in München. Für ihn ist ein ganzheitliches Herangehen an das Piriformis-Syndrom von entscheidender Bedeutung. Im Interview beantwortet er alle wichtigen Fragen.

Gibt es spezielle Sportarten, die Sie vorbelasteten Personen besonders empfehlen?
Eine einfache Empfehlungsliste mit Sportarten würde dem komplexen Thema nicht gerecht werden. Es kommt eher auf die Vielseitigkeit der Bewegung und die Qualität der Ausführung einer Sportart an, um auf Dauer Fehlbelastungen zu vermeiden.

Dafür eignen sich ergänzende Übungen, und zwar für jede Sportart. So lässt sich ein optimal funktionierendes Spannungsgleichgewicht des Muskel-Faszien-Netzwerks, das den gesamten Körper durchzieht, sicherstellen. Hilfreich sind bestimmte Yogaformen, Pilates oder Qi Gong, denn bei ihnen spielt auch die Atmung eine große Rolle. Ebenso eignen sich natürlich die in diesem Buch aufgezeigten Übungen, die besonders die Muskeln und Faszien im Beckenbereich sowohl auf Länge als auch auf Kraft trainieren.

Welche Sportart sollte man lieber bleiben lassen?

Sportarten, die einseitigen, eintönigen Bewegungsmustern folgen, bergen üblicherweise ein höheres Risiko für Fehlbelastungen und Überlastungen als solche mit vielseitigen Bewegungsmustern. Der Beinschlag beim Brustschwimmen ist sicherlich auch nicht zu empfehlen, wenn man bereits Probleme mit dem Piriformis hat.

Dennoch: eine Sportart an sich, die signifikant häufiger zum Piriformis-Syndrom führt, gibt es nicht. Hilfreicher ist es, sich zu fragen: »Wie übe ich die jeweilige Sportart aus?« und »Welche weiteren Lebensumstände begünstigen eventuell die Entstehung?«

Hierzu ein kurzes Beispiel: Das Piriformis-Syndrom tritt häufig bei Läufern und auch bei Triathleten auf. Der Grund hierfür liegt in der Intensität des ausgeübten Sports: Häufig kommt es zu Überlastungen entweder aufgrund der Dauer oder aufgrund einer zu schnellen Steigerung des Pensums. Heutzutage gehört es ja sogar als tagtäglich im Büro sitzender Freizeit-Jogger fast schon zum guten Ton, einen Halbmarathon oder zumindest beim Firmenlauf mitgemacht zu haben. Viele Menschen sind aber oft nicht in einem »Spannungsgleichgewicht« für solche Belastungen. Das heißt, schon im Ruhezustand herrscht an bestimmten Stellen im Muskel-Faszien-Netz zu viel, an anderen zu wenig Spannung. Die eigentlich für die Stabilität beziehungsweise die Bewegungsausführung gedachten Strukturen können dann nicht mehr mithalten, sodass der kleine Piriformis-Muskel versucht, die Arbeit zu übernehmen und auszugleichen. Da dies aber nicht seiner Funktion entspricht, verspannt und verhärtet er relativ bald.

Beim Joggen – um bei diesem Beispiel einer weitverbreiteten Volkssportart zu bleiben – sind weitere Faktoren natürlich auch der Laufstil und das Schuhwerk, durch die es zu Fehlbelastungen kommen kann.

Meine Empfehlung ist entsprechend nicht, bestimmte Sportarten präventiv bleiben zu lassen, sondern – wie oben erwähnt – einseitige Überlastungen vorzeitig zu erspüren und vor allem generell entspannter, also ohne Leistungsgedanken, ausgleichenden Freizeitsport zu betreiben.

Ist man bereits mit einem verhärteten Piriformis-Muskel vorbelastet, ist es ratsam, während oder nach der Therapie, nach Absprache mit dem Therapeuten, die sportliche Aktivität schrittweise wieder aufzunehmen.

Gibt es Zusammenhänge zwischen Schmerzen im Gesäß, Rücken und Schulter?
Oh ja, die Zusammenhänge gibt es absolut! Und es ist von enormer Bedeutung, diese auch in Training und Therapie einzubeziehen. Heute wissen wir über den Verlauf der myofaszialen Ketten sehr gut Bescheid. Das sind definierte Leitbahnen aus Muskeln und Faszien, die über verschiedene Verläufe das Körperskelett, meist von Kopf bis Fuß, dreidimensional verbinden. Auch Organfunktionen und deren Aufhängungen über Faszien spielen oft eine Rolle bei funktionell muskulären Störungen, besonders wenn sie beidseits auftreten.

Wenn man den Körper als eine interagierende Einheit betrachtet, wird schnell klar, dass sich eine Störung an einer Stelle in anderen Bereichen fortsetzen kann und dies über die Zeit auch tun wird. Unser Körper ist ein Meister der Kompensation, also des Ausgleichs von Störungen. Daher muss der Schmerz nicht zwangsläufig an der gleichen Stelle wie die Ursache liegen, sondern wird dort wahrgenommen, wo die größte Spannung im System herrscht, wenn diese beispielsweise durch weitere Belastungen nicht mehr kompensiert werden kann.

Aus osteopathischer Sicht gibt es verschiedene Muster, die sich bei Fehlstellungen über gewisse Parallelstellen wie Schädel, Schultergürtel, Beckenbereich und weiter zu Knien und Fußgelenken fortsetzen. So können sich besonders Fehlstellungen in der Schädelbasis über Verdrehungen der Wirbelsäule sowohl auf Schulter, Rücken und Becken-/Gesäßbereich auswirken. Eine Verdrehung zwischen Becken und Kreuzbein (manchen vielleicht als ISG, für Iliosakralgelenk, bekannt) lässt wiederum mit der Zeit bestimmte Bänder ausleiern, mit der Folge, dass der Piriformis-Muskel versucht, durch Anspannung die Stabilität im Beckenbereich aufrechtzuerhalten. Da eine Haltefunktion nicht seiner vorgesehenen Aufgabe entspricht, wird er bald verkrampfen und kann allein schon dadurch, oder häufig über den zusammengedrückten Ischiasnerv, Schmerzen verursachen.

Wo am Ende die primäre Ursache für die Beschwerden liegt, muss jedoch individuell festgestellt werden.

Gibt es Berufsgruppen, die besonders betroffen sind? Worauf sollte man am Arbeitsplatz speziell achten?

Gefährdete Berufsgruppen sind all diejenigen, die viel sitzen und wenig Abwechslung in ihren alltäglichen Bewegungsabläufen haben, also typische Büroarbeit am Schreibtisch verrichten. Auch Menschen, die in ihrem Berufsalltag stark und häufig gestresst sind und unter Druck stehen, haben durch die erhöhte Grundspannung schon Voraussetzungen, die in Kombination mit weiteren Faktoren das Risiko erhöhen können.

Neben einer entstehenden Schwäche des großen Gesäßmuskels reagiert das Fasziengewebe auf den Bewegungsmangel mit schlecht hydratisierten »Schmier-Proteinen«. Diese begünstigen Verbackungen und zusätzliche Kollagen-Vernetzungen (Crosslinks), was die Anpassungs- und Widerstandsfähigkeit weiter einschränkt.

Des Weiteren führt speziell die sitzende Position durch die schlechtere Durchblutung zu einer Mangelversorgung des myofaszialen Gewebes mit Sauerstoff und Nährstoffen, zu einem reduzierten Austausch von Flüssigkeit sowie zu vermindertem Abtransport von Stoffwechselabfallprodukten, auch über das Lymphsystem. Die Nervenfunktion kann über die Zeit ebenfalls gestört werden – zum einen durch die Unterversorgung, zum anderen durch den ständigen Druck durch das Sitzen. Einschneidende Hosenfalten im Leistenbereich sowie übereinandergeschlagene Beine fördern diese Vorgänge zusätzlich.

Als kurze, allgemeine Tipps für den Arbeitsplatz kann ich Folgendes empfehlen:

- Sorgen Sie für einen optimal auf Sie eingestellten Arbeitsplatz.
- Wechseln Sie Ihre Sitzposition immer wieder (dynamisches Sitzen), und schlagen Sie die Beine nicht übereinander.
- Nehmen Sie den Geldbeutel aus der Gesäßtasche
- Nutzen Sie öfter die Gelegenheit, direkt bei Kollegen vorbeizugehen, anstatt zum Telefonhörer zu greifen.
- Gestalten Sie Ihre Pausen aktiv, indem Sie zum Beispiel an der frischen Luft eine Runde um den Block drehen.
- Halten Sie Meetings auch mal im Stehen oder sogar Gehen ab.
- Haben Sie immer ein Glas stilles Wasser auf dem Tisch stehen, von dem Sie regelmäßig trinken und dieses gleich wieder auffüllen.

- Machen Sie immer wieder ein- bis zweiminütige Pausen vom Sitzen.
- Suchen Sie sich aus diesem Buch einfache Übungen aus, die Sie leicht in Ihren Büroalltag integrieren können.

Gibt es spezielle Tests, die auf das Piriformis-Syndrom hinweisen?
Mit einfachen Tests kann jeder bei sich selbst sehen, wie es ungefähr um den Piriformis-Muskel steht und ob man eventuell schon vorbeugend etwas tun sollte. Ist er verspannt und kann nicht mehr locker lassen, zieht er in aufgerichteter Position den Oberschenkel, an dem er ansetzt, oft in eine Außenrotation. Dies sieht man ganz einfach, wenn man an sich herunterschaut und der Fuß statt gerade nach vorn deutlich nach außen gedreht ist. Gibt es einen Unterschied zwischen beiden Füßen?

Ein weiterer Selbsttest ist das »männliche« Übereinanderschlagen der Beine, wobei der Außenknöchel auf dem anderen Knie liegt. Treten hierbei schmerzhafte Spannungen im Gesäß auf, ist das ein mögliches Anzeichen. Das allein heißt aber natürlich noch nicht, dass Sie mit Sicherheit am Piriformis-Syndrom leiden.

Die Bezeichnung Syndrom steht immer für eine Gruppe von Symptomen, die wir dann in ihrer Summe als Krankheit bezeichnen. Daher gibt es verschiedene Anzeichen, die zusammengesetzt zur Diagnose Piriformis-Syndrom führen. Dazu gehören in erster Linie Schmerzlokalisation, -verlauf und -charakter. In unserem Fall üblicherweise einseitiger, tief sitzender Gesäßschmerz, der diffus in den hinteren Oberschenkel bis zum Knie und auch teilweise darüber hinaus ausstrahlen kann. Auch Schmerzen in der Leistengegend kommen vor.

Wie für andere Muskeln gibt es auch für den Piriformis-Muskel sogenannte Muskellängentests und Muskelfunktionstests. Dabei kann der Arzt oder Therapeut auf einfache Weise feststellen, ob der Muskel »verkürzt« ist und ob er noch seiner vorgesehenen Bewegungsfunktion und Kraftentfaltung nachkommen kann. Da ein verspannter Piriformis-Muskel neben dem Ischiasnerv auch andere Nerven irritieren kann, die wiederum Dysbalancen anderer Gesäß- und Beckenmuskeln auslösen, sind Tests auch dieser Muskeln sinnvoll.

Weiterhin müssen andere Ursachen, die zu gleichen Symptomen führen können, ausgeschlossen werden.

Gibt es ähnliche Krankheitsbilder, die mit dem Piriformis-Syndrom oft verwechselt werden? Können sich Symptome überlappen?
Häufig wird eine Bandscheibenvorwölbung oder ein Bandscheibenvorfall als Ursache vermutet, da sich die Symptome mit Schmerzen in Gesäß und Bein sehr ähneln. Dann wird schnell ein MRT zur Bildgebung gemacht, auf dem eventuell tatsächlich ein Bandscheibenschaden zu sehen ist, was dann als Bestätigung für die Vermutung gewertet wird.

Allerdings wissen wir aus wissenschaftlichen Untersuchungen und Erfahrungen erfolgloser Operationen, dass nur in wenigen Fällen eine hervorgedrückte Bandscheibe mit Reizung der Nervenwurzel für die Schmerzen verantwortlich ist. Und selbst wenn, dann muss diese durch muskuläre Fehlspannungen herausgequetscht worden sein, da sie ja kein selbstständiger Organismus mit Füßchen ist und sich eines Tages entscheidet, aus der Wirbelsäule herauszuwandern. Deshalb sollten meiner Meinung nach, außer natürlich beim Cauda-equina-Syndrom als Notfall, immer die myofaszialen Spannungen begutachtet und ausgeglichen werden. Die Erfahrung zeigt, dass deren Behandlung, in Kombination mit bestimmten Übungen, in den allermeisten Fällen zum Erfolg führt.

Neben dem bekannten Ischiasnerv, können auch Engpässe anderer Gesäßnerven durch muskuläre Verkrampfungen oder beim Durchtritt durch beengte Wirbelöffnungen, besonders an den unteren Wirbeln L5/S1 zwischen Wirbelsäule und Kreuzbein, ähnliche Symptome in Gesäß und Bein verursachen.

Ein entzündetes Kreuz-Darmbein-Gelenk (ISG) kann ebenfalls Schmerzen im Gesäß, aber eher im oberen Bereich, auslösen. Doch Studien zeigen, dass auch diese ins Bein und sogar bis unter das Knie ausstrahlen können, was der bisherigen Lehrmeinung widerspricht. Ähnlich verhält es sich mit Schmerzen im unteren Rücken bei Facettengelenksproblematiken.

Der Piriformis-Muskel steht außerdem mit den Gonaden, also den Hoden und Eierstöcken, in Organbeziehung. Da die versorgenden Nerven aus den gleichen Wirbelsäulensegmenten entspringen und sich dort gegenseitig beeinflussen können, kann auch eine Organstörung die primäre Ursache sein.

Welche(n) Test(s) empfehlen Sie zur Überprüfung einer Reizung der Nervenwurzel? Ist zum Beispiel Lasègue sinnvoll?
Ja. richtig, Lasègue mit verschiedenen Variationen ist sicherlich der Klassiker. Er besteht aus einem langsamen Anheben des gestreckten Beins in Rückenlage durch den Arzt oder Therapeuten. Je nach Winkel, bei dem der Schmerz auftritt oder verstärkt wird, und je nach Schmerzcharakter kann von einem Dehnungsschmerz entweder des Ischiasnervs oder der rückseitigen Oberschenkelmuskulatur ausgegangen werden. Wenn der Schmerz im betroffenen Bein auch bei Anheben des gestreckten Beins der anderen Seite ausgelöst wird (umgekehrter Lasègue-Test), ist eine Nervenwurzelreizung wahrscheinlich.

Allerdings zeigen Untersuchungen, dass bei einem positiven Lasègue-Test (Auftreten von Schmerz im Bein) die Wahrscheinlichkeit einer Nervenwurzelbeteiligung mit 91 Prozent hoch ist, umgekehrt gilt die Schlussfolgerung jedoch nicht: Ist der Test negativ, so kann die Nervenwurzel dennoch betroffen sein.

Daher sind bei Verdacht auf Nervenwurzelreizung weitere Tests neurologischer Art wichtig, wie die Untersuchung auf Taubheitsgefühl, Lähmungen oder Reflexausfall beziehungsweise -abschwächung mit Schwäche des jeweiligen Kennmuskels sowie die Nervenleitung.

Beim reinen Piriformis-Syndrom fällt der Lasègue-Test für gewöhnlich negativ aus.

Gibt es spezielle Triggerpunkte, die auf ein Piriformis-Syndrom hinweisen?
Unter Triggerpunkten versteht man Schmerzpunkte, die Übertragungsschmerzen in andere Regionen auslösen. Entlang des Verlaufs des Piriformis-Muskels sind bei dessen Verkrampfung üblicherweise zwei Triggerpunkte aktiv. Der eine mehr in Richtung Ursprung am Kreuzbein im mittleren Gesäßbereich, der andere in Richtung Ansatz am inneren Oberschenkelkopf im unteren, äußeren Quadranten des Gesäßes. Diese werden auch zur Diagnosefindung herangezogen.

Dazu können durch die oben erwähnten Dysbalancen anderer Gesäß- und Beckenmuskeln noch weitere Triggerpunkte kommen, beispielsweise entlang des unteren Randes des Beckenkamms und seitlichen Hüftbereichs.

Sie müssen allerdings immer im Zusammenhang mit anderen Symptomen gesehen werden, um ein Piriformis-Syndrom zu diagnostizieren.

Schulmedizin versus Osteopathie beim Piriformis-Syndrom? Welcher Arzt kann weiterhelfen?
Ich würde nicht »versus« sagen. Im besten Fall ergänzen sie sich, eventuell auch mit anderen Disziplinen.

Die beiden Ausrichtungen haben grundsätzlich unterschiedliche Herangehensweisen. Die klassische Schulmedizin ist eine symptomatische, konträre und lokale Medizin mit Medikamenten und Operationen direkt gegen den Schmerz und dort, wo er auftritt. Wenn das Warnlämpchen brennt, wird die Glühbirne herausgedreht. Die Ursache, warum es brennt, wird in den allerwenigsten Fällen hinterfragt und behandelt. Die Schulmedizin hat in meinen Augen ihre Berechtigung besonders bei akuten Situationen wie Verletzungen.

Im Fall des Piriformis-Syndroms sehe ich nach einer Differenzialdiagnose beim Sportmediziner, Orthopäden und/oder Neurologen wenig Sinn für einen schulmedizinischen Ansatz, da es sich normalerweise langsam entwickelt. Sollte es dennoch zu extremen Schmerzsituationen kommen, kann es hilfreich sein, kurzfristig mit Schmerztabletten oder einer gezielten Spritze dagegenzuwirken. Damit ist der Akutschmerz erst einmal betäubt, sodass der Patient in eine entspanntere Lage kommt, die ihm die so wichtige Bewegung für die Gewebeversorgung ermöglicht. Viele warten zu lange, geben sich dann mit der erst einmal erleichternden Symptombekämpfung zufrieden und denken, alles ist wieder gut. Doch im Inneren brodelt es natürlich weiter.

Wie aus meinen Antworten weiter oben deutlich wird, muss weitergedacht werden und der Organismus als zusammenhängende, interagierende Einheit betrachtet werden.

Das ist der Ansatz der Osteopathie als ganzheitlicher Therapiemethode. Wir suchen nach der Ursache, also dem Grund, warum das Warnlämpchen brennt, und behandeln das gesamte System in seiner Verbundenheit mit Knochen, Muskeln, Faszien, Organen, Nervensystem und so weiter. Der Organismus bekommt damit die Möglichkeit, sich selbst zu regulieren. Dies führt zu nachhaltigen Ergebnissen.

Wie wirkt sich Stress im Alltag auf das Piriformis-Syndrom aus?
Stress ist bei allen Erkrankungen ein Thema, da er die Selbstheilungskräfte limitiert.

Ich plädiere immer für eine wirklich ganzheitliche Sichtweise. Das heißt, wenn ich von Stress rede, beziehe ich das nicht nur auf den landläufig gemeinten zeitlichen Druck, dass wir viel um die Ohren haben und kaum noch hinterherkommen – sondern auf Stressfaktoren jeglicher Art, mit denen unser Organismus fertig werden muss. Dazu gehören auch emotionaler Stress, Lärm, digitaler Stress, Strahlenbelastung, Umweltgifte, Stress durch schlechte Ernährung, zu verbissener Sport, die Grundeinstellung im Leben und so weiter.

Bei all diesen Beispielen wird unser Organismus innerlich in Alarmbereitschaft versetzt. Körpereigene Stresshormone wie Adrenalin und Cortisol werden ausgeschüttet, was unsere Muskeln und Faszien sich zusammenziehen lässt, besonders auch die Beckenboden- und Hüftmuskulatur. Wir laufen also ständig in einer erhöhten Grundspannung herum und tun in den meisten Fällen wenig, um dem entgegenzuwirken.

Das führt zwangsläufig zu schlechter Durchblutung und gehemmtem Lymphfluss, sodass die Nährstoff- und Sauerstoffversorgung sowie der Abtransport von Abfallprodukten gehemmt sind. Organfunktionen werden gestört, das Nerven-, Immun- und Hormonsystem irritiert. Es wirkt sich also auf den gesamten Organismus als Einheit aus.

Welche Art der Therapie würden Sie beim akuten Piriformis-Syndrom empfehlen?
Wenn die Diagnose gesichert ist, setze ich neben der körperlichen Behandlung mit vornehmlich Osteopathie und Myofaszial-Kinematik auf spezielle Übungen, die der Patient zusätzlich zu Hause oder sogar im Büro durchführen kann. Ich sehe es als essenzielle Voraussetzung zur nachhaltigen Genesung an, dass Patienten auch Eigenverantwortung übernehmen.

Mein persönliches Credo lautet demnach: Hilfe zur Selbsthilfe. Aufklärung bezüglich der benannten Stressfaktoren, insbesondere Ernährung und innere Einstellung, sowie die Unterstützung bei der Veränderung sind Bestandteil meines ganzheitlichen Therapieansatzes.

Nur wenn wir unser Verhalten und unsere Gedanken beobachten und unserem Organismus die richtigen Impulse geben, anstatt ihn tagtäglich zu drangsalieren, können wir erreichen, dass das Warnlämpchen in Zukunft nicht schon bald wieder leuchtet.

Wie lange dauert es, bis sich eine Besserung einstellt?
Bei einem reinen Piriformis-Syndrom ist eine erste Besserung meist sehr schnell, innerhalb von ein bis drei Behandlungen, zu spüren. Die Dauer bis zur vollständigen Genesung ist aber individuell sehr unterschiedlich und kann schwer vorhergesagt werden. Außer von der bereits bestehenden Dauer des Syndroms und den Lebensumständen ist sie auch abhängig davon, inwieweit der Patient bereit ist, selbst etwas beizutragen. Das kann zwischen ein paar Wochen bis ein paar Monaten variieren.

Welche Rolle spielen Mobilisation und Stabilisation der Hüfte beziehungsweise des ISG auf das Piriformis-Syndrom?
Eine gesunde, funktionelle Hüft-Becken-Region braucht sowohl Stabilität als auch eine gewisse Mobilität. Im Sinne der Muskel-Faszien-Ketten ist dafür eine über den gesamten Körper ausgeglichene myofasziale Situation ohne Dysbalancen anzustreben.

Welche Maßnahmen dafür notwendig sind, muss individuell von Fall zu Fall entschieden werden. Denn wie oben erwähnt, gibt es unterschiedliche Ursachen für das Piriformis-Syndrom. Häufig mangelt es jedoch an Stabilität.

Danksagung

Ein großes persönliches Dankeschön geht an Dr. Torsten Pfitzer für das tolle Experteninterview, sowie an Peter Posner und die Sportexperten von Trainingsworld, die uns mit Rat und Tat unterstützt haben.

Für den Austausch aller Betroffenen haben wir eine Facebook-Gruppe gegründet. Sie finden uns unter:

https://www.facebook.com/groups/1702757513312453

»Das Piriformis-Syndrom. Hilfe zur Selbsthilfe!«

Wir freuen uns, wenn Sie dieser Gruppe beitreten, um Ihre Erfahrungen mit uns zu teilen.

Verwendete und weiterführende Literatur

Alicia Filley: »Das Piriformis-Syndrom: Starke Schmerzen in Gesäß, Beinen und Rücken«; http://www.trainingsworld.com/sportmedizin/sportverletzung-sti110551/piriformis-syndrom-starke-schermzen-im-gesaess-beinen-und-ruecken-1280165.html

Angi Peukert: »Wenn Körper und Geist nicht im Einklang sind«; http://www.trainingsworld.com/sportmedizin/stress-sti45052/psychosomatik-koerper-geist-einklang-2809278.html

Peter Posner: »Piriformis-Syndrom«; http://www.posner-physio.de/home/publikationen_28.html

Über die Autoren

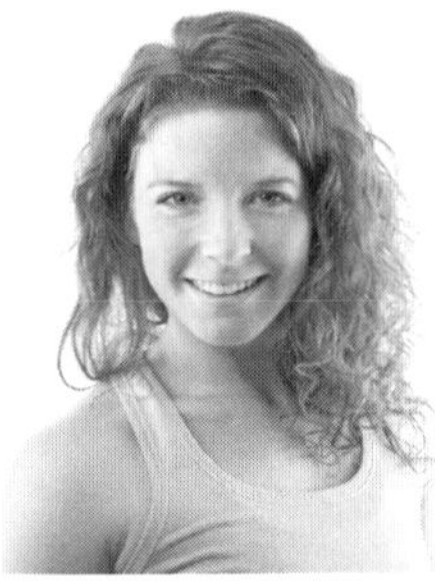

Katharina Brinkmann ist Gründerin von YOU Personal Training. Neben ihrer Tätigkeit als Yogalehrerin und Personal Trainerin ist sie auch im klinischen Bereich als Sporttherapeutin tätig. Zu ihren Schwerpunkten gehört u. a. Faszien- und Mobilitytraining, das sie überaus erfolgreich in ihrem Buch *Yoga-Faszientraining* miteinander kombiniert hat.

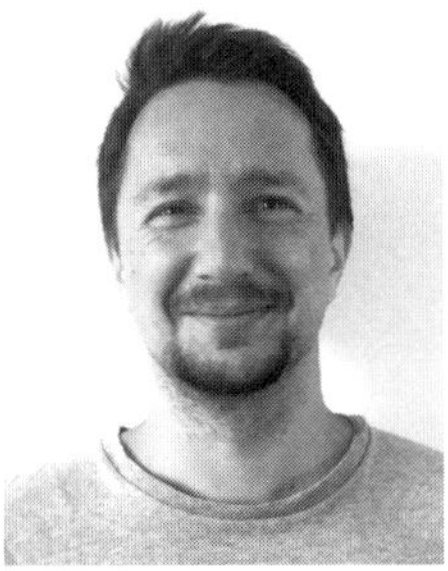

Nicolai Napolski ist Chefredakteur von www.trainingsworld.com, dem großen deutschen Sportexpertenportal. Als begeistertem Snowboarder, Mountainbiker und Kletterer sind ihm Verletzungen nicht fremd. Nach einer wochenlangen Ärzte-Odyssee wurde bei ihm das Piriformis-Syndrom durch einen Physiotherapeuten diagnostiziert. Nachdem er feststellten musste, dass es noch relativ wenig Informationen darüber gibt, verfasste er gemeinsam mit Katharina Brinkmann dieses Buch.

Schluss mit Schulterschmerzen!

Jeder zehnte Deutsche leidet unter dem Impingement-Syndrom. In ihrem neuen Online-Programm zeigt die Personal Trainerin Katharina Brinkmann, wie Sie mit einfachen Techniken effektiv gegen akute und chronische Schmerzen in der Schulter vorgehen können.

Das Online-Programm umfasst:
- speziell auf das Schulterimpingement abgezielte Dehnübungen
- Atem- und Mobilisationstechniken
- Faszienmassagen mit Rolle und Ball
- Übungen für den langfristigen Kraftaufbau

Gehen Sie auf **schulter-schmerzfrei.de** und finden Sie zurück zu einem schmerzfreien Alltag.